(Aus der anatom. Abt. [Dr. *Jacob*] der Psychiatr. und Nervenklinik der Hansischen Universität in Hamburg [Prof. *Bürger-Prinz*].)

Genetisch verschiedene Gruppen entwicklungsgestörter Gehirne.

Von

Hans Jacob.

Mit 9 Textabbildungen.

(Eingegangen am 30. September 1937.)

ISBN 978-3-662-31380-0   ISBN 978-3-662-31585-9 (eBook)
DOI 10.1007/978-3-662-31585-9

Die „Zeitschrift für die gesamte Neurologie und Psychiatrie" erscheint in zwangloser Folge, derart, daß die eingehenden Arbeiten so rasch wie irgend möglich erscheinen können. Arbeiten, die nicht länger als $^1/_2$ Druckbogen sind, werden im Erscheinen bevorzugt. Eine Teilung von Arbeiten in verschiedene Hefte soll vermieden werden.

Der Autor erhält einen Unkostenersatz von RM. 20.— für den 16seitigen Druckbogen, jedoch im Höchstfalle RM. 40.— für eine Arbeit.

Die Zeitschrift erscheint zwanglos, in einzeln berechneten Heften, die zu Bänden von etwa 50 Bogen Umfang vereinigt werden.

Beiträge aus dem Gebiet der organischen Neurologie sind zu senden an
   Herrn Prof. Dr. O. Foerster, Breslau, Hohenlohestr. 11.

Beiträge aus dem Gesamtgebiet der Psychiatrie mit Einschluß der Psychoneurosen an
   Herrn Prof. Dr. R. Gaupp, Degerloch bei Stuttgart, Waldstr. 7.

Beiträge aus dem Gesamtgebiet der Erbbiologie an
   Herrn Prof. Dr. E. Rüdin, München, Besselstr. 1.

Beiträge aus dem Gesamtgebiet der pathologischen Anatomie an
   Herrn Prof. Dr. W. Scholz, München, Kraepelinstr. 2.

Es wird ausdrücklich darauf aufmerksam gemacht, daß mit der Annahme des Manuskriptes und seiner Veröffentlichung durch den Verlag das ausschließliche Verlagsrecht für alle Sprachen und Länder an den Verlag übergeht, und zwar bis zum 31. Dezember desjenigen Kalenderjahres, das auf das Jahr des Erscheinens folgt. Hieraus ergibt sich, daß grundsätzlich nur Arbeiten angenommen werden können, die vorher weder im Inland noch im Ausland veröffentlicht worden sind, und die auch nachträglich nicht anderweitig zu veröffentlichen der Autor sich verpflichtet. Bei Arbeiten aus Instituten, Kliniken usw. ist eine Erklärung des Direktors oder eines Abteilungsleiters beizufügen, daß er mit der Publikation der Arbeit aus dem Institut bzw. der Abteilung einverstanden ist und den Verfasser auf die Aufnahmebedingungen aufmerksam gemacht hat.

Die Mitarbeiter erhalten von ihrer Arbeit zusammen 40 Sonderdrucke unentgeltlich. Weitere 160 Exemplare werden, falls bei Rücksendung der 1. Korrektur bestellt, gegen eine angemessene Entschädigung geliefert. Darüber hinaus gewünschte Exemplare müssen zum Bogennettopreise berechnet werden. Mit der Lieferung von Dissertationsexemplaren befaßt sich die Verlagsbuchhandlung grundsätzlich nicht; sie stellt jedoch den Doktoranden den Satz zur Verfügung zwecks Anfertigung der Dissertationsexemplare durch die Druckerei.

Die Erledigung aller nichtredaktionellen Angelegenheiten, die die Zeitschrift betreffen, erfolgt durch die
   Verlagsbuchhandlung Julius Springer in Berlin W 9, Linkstr. 22/24
   Fernsprecher: 21 81 11.

---

160. Band.   Inhaltsverzeichnis.   4. und 5. Heft.
                                                                  Seite

Boeters, Heinz. Der erbliche Muskelschwund. Genealogische Untersuchungen bei neurospinaler Muskelatrophie. Mit 3 Textabbildungen und 2 Tafeln . . 455

Roenau, E. Der Aufbau des Gedächtnisses und das Problem der Erinnerungslücken 511

Kasahara, Michio, Takao Kasahara und **Minoru Horie.** Studien über den Vitamin C-Gehalt im Liquor cerebrospinalis. III. Mitteilung. Untersuchungen über den Vitamin C-Gehalt im Liquor bei Hungerversuchen . 528

Rothfeld, J. Zur Symptomatologie und Diagnose der Hirncysticerkose. Mit 5 Textabbildungen 530

Herzog, Ernst und **Bruno Günther.** Das Synapsenproblem im Sympathicus. (Versuch einer morphologisch-physiologischen Betrachtung.) Mit 7 Textabbildungen 550

Hempel, Hans-Christoph. Ein Beitrag zur Huntingtonschen Erkrankung. Mit 4 Textabbildungen 563

Reiter, Paul J. Untersuchungen zur Beleuchtung der Intoxikationstheorie bei der Dementia praecox mit besonderer Berücksichtigung der Versuche mit Totaltransfusionen 598

Fortsetzung des Inhaltsverzeichnisses auf der III. Umschlagseite.

(Aus der anatom. Abt. [Dr. *Jacob*] der Psychiatr. und Nervenklinik der Hansischen
Universität in Hamburg [Prof. *Bürger-Prinz*].)

Genetisch verschiedene Gruppen entwicklungsgestörter Gehirne.

Von

Hans Jacob.

Mit 9 Textabbildungen.

(Eingegangen am 30. September 1937.)

Fehlentwickelte Gehirne mit mikrogyren oder pachygyren Windungen und Heterotopien grauer Substanz wurden bisher meist nach der Art des abartigen Windungstyps oder nach dem jeweiligen Vorhandensein von Heterotopien gruppiert. Eine vergleichende Betrachtung eigener und der in der Literatur niedergelegten Fälle zeigt aber, daß gleich abartige Windungstypen Ausdruck ganz verschiedenartiger Fehlentwicklungsprozesse sein können, und daß Heterotopien je nach Lage und Gestalt durch grundsätzlich verschiedene, formalgenetische Störungen entstehen können. Eine Gruppierung lediglich nach abartigen Windungstypen oder nach dem Vorliegen von Heterotopien wird also dem Wesen der Gesamtstörung nicht gerecht werden können.

Im folgenden ist deshalb der Versuch gemacht worden, Gehirne mit derart entwicklungsgestörtem Hemisphärenmantel nach Gesichtspunkten einer fallweise verschiedenartigen, formalen Genese der Gesamtstörung gruppenmäßig zu sondern. Eine solche Sonderung wird darauf hinweisen können, daß einer Anzahl klinisch scheinbar einheitlicher und vorerst nicht zu trennender Fälle prinzipielle Verschiedenheiten zum mindesten in der formalen Genese der Entwicklungsstörung zugrunde liegen. Es wird zu untersuchen sein, ob diese formalgenetischen Verschiedenheiten auch durch unterschiedliche kausale Momente hervorgerufen werden.

Eine Gruppierung wird jedoch dem Einzelfall nur dann gerecht werden, wenn alle einzelnen Fehlbildungen in Großhirn, Kleinhirn und Rückenmark in ihrem gegenseitigen Verhalten innerhalb dieses Einzelfalles berücksichtigt werden. Gerade über die Frage, inwieweit bei derartigen Fehlentwicklungen des Großhirns das dazugehörige Kleinhirn notwendig mitbetroffen wird, und ob es der Schwere und Art nach adäquat verändert ist, ist bisher nicht sehr viel bekannt. Die vergleichende Betrachtung der Fälle hat gezeigt, daß auch da gewisse, die Gruppen charakterisierende Gesetzmäßigkeiten zu bestehen scheinen.

Nicht nur die verschiedenartige teratologische Terminationsperiode, sondern auch die Verschiedenartigkeit der möglichen Fehlentwicklungsprozesse mit ein und derselben Terminationsperiode erfordern zweifellos eine scharfe Scheidung in genetisch verschiedene Gruppen. Es wurde vor allem von der Tatsache ausgegangen, daß sowohl der pachygyre und mikrogyre Windungstyp als auch die Heterotopien lediglich als Sammelbegriffe für entstehungsmäßig recht verschiedene Bildungen aufgefaßt werden müssen.

Heterotopien grauer Substanz z. B. können, je nachdem sie 1. im Verbande eines breiten, heterotopischen Streifens im tiefen Mark oder 2. in der Umgebung einer abnorm gelagerten sog. ,,versenkten Windung" oder 3. im Verbande eines der zahlreichen Typen gestörter Rindenstruktur bei mikropolygyrem Windungsrelief oder 4. als Einzelexemplar anscheinend wahllos subependymär oder im tiefen Mark verstreut eine ganz verschiedene formale Genese haben. Genau so unterscheiden sich ihrer formalen Genese nach grundsätzlich die oft im Verbande einer Mikropolygyrie auftretenden, pachygyren Windungszüge (z. B. bei Fällen von *Schaffer, Probst, Otto, Bielschowsky, Obersteiner, Kotschetkowa*) gegenüber der ganz andersartigen ,,Pachygyrie", wie wir sie oft über einem breiten, heterotopen Streifen (Atelokinese nach *Bielschowsky*, doppelte Rindenanlage nach *H. Vogt*) im Mark finden. Heterotopien grauer Substanz, pachygyre und mikropolygyre Windungen sind also nur als Einzelerscheinungen aufzufassen, die in jeweilig verschiedenem Verhalten zueinander und zur Umgebung bei — wie gezeigt werden soll — formalgenetisch verschieden gearteten Gruppen von entwicklungsgestörten Gehirnen auftreten können.

In mikropolygyrisch veränderten Gehirnen sehen wir nicht selten, daß die fehlentwickelte Rindenstruktur auch auf Windungen mit einigermaßen normalem Windungstyp übergreift[1]. Ebenso findet sich häufig in vorwiegend pachygyrisch veränderten Gehirnen der heterotope Streifen (Atelokinese) auch unter Gebieten des Hirnmantels, die ein einigermaßen normales Windungsrelief zeigen. Auch hieraus geht hervor, daß der Windungstyp allein für die Erfassung genetisch einheitlicher Fälle nicht maßgeblich ist. Dieser kann nur im Verein mit den gegenseitigen Struktur- und Lageverhältnissen von Rinde, Heterotopie und Umgebung unter Zugrundelegung der Entwicklungsvorgänge während der Fetalzeit eine Sonderung in genetisch verschiedene Gruppen ermöglichen.

I. Ausgedehnte symmetrische Migrationshemmung.

Meine und *Bielschowsky* gebührt das Verdient, aus der Fülle fehlentwickelter Gehirne mit vorwiegend pachy- oder agyrischer Windungs-

---
[1] Zuerst beschrieben beim Fall von *Oppenheim*.

verbildung einige weitgehend ähnliche Fälle hervorgehoben zu haben. *Brunschweiler* fügt diesen einen weiteren hinzu. Auf Grund eigener Fälle konnte ich diese Gruppe erweitern und in 3 Typen der Fehlentwicklung sondern. Folgende 20[1] hierhergehörige Fälle sind mir bisher bekannt geworden:

Auf Grund einer vergleichenden Betrachtung der eigenen Fälle und der Fälle aus der Literatur ergeben sich folgende Charakteristica (Abb. 1). Allen 20 Fällen ist das kontinuierliche, mehr oder weniger breite, heterotopische Band grauer Substanz im Markweiß (Atelokinese nach *Bielschowsky*, doppelte Rindenanlage nach *H. Vogt*, subcorticale Windungen[2] oder Heterotopien) gemeinsam. Dieses Band erstreckt sich anscheinend stets in beiden Hemisphären symmetrisch, unter dem Windungsrelief eines Teils,

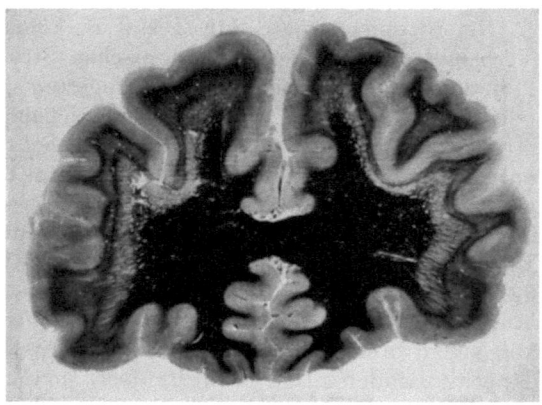

Abb. 1. Ausgedehnte symmetrische Migrationshemmung (Fall Sch.).

meist aber des nahezu gesamten Hirnmantels. Ausgenommen sind häufig das Markgebiet in der Umgebung der Calcarina, des Hypocampus, des gesamten Gyrus cinguli, manchmal basaler und basomedialer Windungszüge. An diesen Stellen endet der heterotopische Streifen meist sich keilförmig verschmälernd. Der Windungstyp über dem heterotopischen Band kann sowohl bei den verschiedenen Fällen als auch innerhalb eines Falles agyrisch, pachygyrisch, normal oder sogar verkleinert (Miniaturwindungen)[3] sein. Das charakteristische der Störung liegt weniger in dem jeweilig auftretenden Windungstyp[4], als vielmehr in der diffusen symmetrischen Hemmung des fetalen Zellmaterials während der Wanderung von der ventrikulären Matrix zum

---

[1] Eine ganze Anzahl sehr schöner, hierhergehöriger, aber hier nicht angeführter Fälle zeigte mir Herr Dr. *Hallervorden* aus seiner Sammlung, wofür ich ihm an dieser Stelle herzlich danke. — Die Zahl der Fälle ist also wesentlich höher als sie *Brunschweiler* annahm.

[2] Der Begriff „subcorticale Windung" wird aber von *Brun* anders gebraucht.

[3] Fall 2 von *H. Vogt*, zum Teil mein Fall 1, Fall von *Matell*.

[4] Der Windungstyp ist anscheinend u. a. davon abhängig, ob der die Atelokinese von der eigentlichen Rinde trennende subcorticale Markfaserstreifen ganglienzellarm und markfaserreich oder markfaserarm und ganglienzellreich ist (dann sicher pachy- oder agyrisch!).

Tabelle 1.

Veröffentlichte Fälle von	Gehirngewicht	Großhirnmantel		Kleinhirn	Sonstiges	Alter in Jahren	Klinische Diagnose
		Windungstyp	Lage des heterotopen Streifens				
Marchand (1889) Fall 1	890	Vereinfachung und Abflachung der Windungen	Vermutlich Typ II	o. B.	Olivenmetaplasie	4³⁄₄	Tiefstehender Idiot
Matell (1893) Fall 1	918	Miniaturwindungen	Vermutlich Typ I u. II	o. B.		27	Epilepsie + Schwachsinn
Meine (1898) Fall 1	962	Furchen seicht, verdickte Windungen	Typ I u. II	o. B.	Olivenmetaplasie	14	Epilepsie
H. Vogt (1905) Fall 1	125	Grübchentyp der Furchen, plumpe Windungen, kombiniert mit „versenkten Windungen" (!)	Vermutlich Typ II u. IV kombiniert mit kugeligen heterotopischen Komplexen	Reduziert	Balkenheteropie, Balkenmangel, Mikromyelie	2	Klinische Angaben fehlen
Fall 2	265	„Makrogyrische Rinde bei mikrogyrischem Windungstyp"	Vermutlich Typ I u. II	Reduzierte Heterotopie re. Corp. dent. embryonal segmentiert	Olivenheterotopie, Hydrocephalus, Mikromyelie	½	An Entkräftung gestorben
Ehrhardt (1914) Fall 1	800	Mangelhafte Furchenbildung + Agyrie	Vermutlich Typ II u. IV	o. B.	o. B.	9	Idiotie + Epilepsie + cerebrale Kinderlähmung
Bielschowsky Fall 1 (1924), von B. als ähnlich zit.: Fall aus den Waverly Researches	800	Nahezu agyrisch	Typ II	o. B.	Olivenmetaplasie, leichter Hydrocephalus	3	Geistige Entwicklung eines Säuglings

Genetisch verschiedene Gruppen entwicklungsgestörter Gehirne.

			Typ	Streifenförmige Heterotopien bds. dorsal	Balken		
Brunschweiler (1927)	Mikrencephal	Fast furchenlos, agyrisch	Typ I u. II			5	?
Schröder (1931) Fall 1		Überall Pachygyrie	Typ I u. II	o. B.	o. B.	8	Idiot, Krampfanfälle
Fall 2		Normales Windungs- u. Furchenrelief	Typ I u. II	o. B.	o. B.	21	Schwachsinn + Epilepsie
Borda (1932)	1250	Teilweise agyrisch	?	o. B.	o. B.	23	Idiot
Paskind u. Stone (1933)	Kleiner als normal	Vorwiegend agyrisch u. pachygyrisch	Vermutlich Typ I u. II	o. B.	o. B.	11	Fam. spast. paraplegie + epileptische Anfälle + verspätete Entwicklg.
Wendorowič Fall 1 (1934)	670	Nur Primärfurchen	Vermutlich Typ II (?)	Allgemein reduziert	Heterotopische Inseln im Corpus restiforme	$1^{3}/_{4}$	Krampfanfälle, Opisthotonus, Beugekontrakturen
Koch (1936) Fall 1	820	Agyrisch	Typ I u. II vielleicht auch Typ IV	o. B.	o. B.	$^{3}/_{4}$	Idiotie + Amaurose
Eigene Fälle (1936) Fall 1	Mikrencephal	Pachygyrie + Miniaturwindungen	Typ I	?	?	?	?
Fall 2	Desgl.	Pachygyrie + Agyrie	Typ II	?	?	?	?
Fall 3	1200	Pachygyrie + normale Windungen	Typ II	Kleinste Heterotopie in einem Markkegel	o. B.	19	Idiotie + epileptische Anfälle
Fall 4	Mikrencephal	Pachygyrie + Agyrie	Typ III	?	?	?	?
Fall Sch.[1] (F. A. 68/35) nicht veröffentl.	1110	Wenig Pachygyrie + normale Windungen	Typ II	o. B.	o. B.	33	Epilepsie + Schwachsinn
Probst (1904) Fall 1	195	Vereinfachtes Furchenrelief. Symmetrische Makrogyrie	Typ IV	o. B.	o. B.	$3^{1}/_{2}$	Schwachsinn

[1] Abb. 1.

Ort der späteren Rinde. Der Windungstyp ist also im Hinblick auf den gesamten Fehlentwicklungsprozeß als „fakultatives Zeichen" (im Sinne von *Spielmeyer*) zu werten! Aus diesem Grunde möchte ich die genannten Fälle als solche mit „ausgedehnter symmetrischer Migrationshemmung" (A. S. M.) zusammenfassen. *Brunschweiler* hat seinen hierhergehörigen Fall charakteristischerweise als „Pachygyrie essentielle" bezeichnet, und *Wendorowič* spricht von „lissencephalem Idiotismus". Gerade die häufigen Verwechslungen der genetisch verschiedenen Arten von pachygyrischen Windungen und die Tatsache, daß der allen Fällen zugrunde liegende Fehlentwicklungsprozeß nicht notwendig zur Bildung pachygyrischer Windungen führen muß, lassen es ratsam erscheinen. die Gruppe nach dem die Störung verursachenden formalgenetischen Geschehen zu benennen. Die Struktur der eigentlichen Rinde kann verwischt sein, fetale Zeilenstellung der Ganglienzellen oder verschiedenartige abnorme Zellanordnungen aufweisen. Sie kann aber auch einigermaßen normale Verhältnisse zeigen. Nie aber findet man, selbst bei den anscheinend selten auftretenden „Miniaturwindungen" eine Zellanordnung, wie wir sie bei mikropolygyrischen Windungsverbildungen zu sehen gewohnt sind. Charakteristischerweise bezeichnet *Vogt* in einem seiner Fälle eine derartige Rinde als „makrogyrische Rinde bei mikrogyrischem Windungsrelief". Die Breite des heterotopen Bandes nimmt entweder das Gebiet der tiefen Markstrata ein (Typ I, seltener) oder das Gebiet des eigentlichen Centrum semiovale (Typ II). Das charakteristische Strukturgefüge der tiefen Markstrata kann trotz der in ihm diffus liegenden heterotopen Massen vollkommen erhalten sein oder aber in seltenen Fällen vollkommen zerstört, d. h. fehlangelegt sein (Typ III).

Andere Fälle zeigen außer dem heterotopischen Streifen ein Marklager, das zwar in der Anlage regelrecht (z. B. in der charakteristischen Anordnung der Gliazellen und der Faserzüge der tiefen Markstrata). aber, im ganzen genommen, sehr verschmälert erscheint (Fall 2 von *Vogt*). Hier liegt die Vermutung nahe, daß es zwar zur Anlage der *His*schen inneren und äußeren streifigen und Übergangsschichten (d. h. der den tiefen Markstrata zugrunde liegenden Strukturen) gekommen ist, daß aber ihre spätere Ausdehnung im ganzen gehemmt wurde. Der heterotopische Streifen ist von der eigentlichen Rinde meist durch mehr oder weniger breite tangential verlaufende Markfaserzüge getrennt. Innerhalb eines Falles können diese aber in ihrem Ausmaß sehr schwanken, ja sogar streckenweise verschwinden. An solchen Stellen sieht man dann zum mindesten im Markscheidenbild nur mehr ein breites Rindenband, das nicht mehr in Heterotopie und eigentliche Rinde geschieden werden kann (Typ IV). Gerade solche Befunde lassen es berechtigt erscheinen, auch die Fälle als genetisch verwandt heranzuziehen, bei denen wir im Bereich des gesamten Hemisphärenmantels nur eine abnorm verbreiterte, auffallend tief bis zum tiefen Mark reichende Rinde mit verwaschener Rindenschichtung, diffusem Übergang zum Mark und Fehlen eines heterotopen Bandes finden (Typ IV). Meist sind solche Gehirne mikroencephal, auffallend symmetrisch pachygyrisch und zeigen häufig gleichfalls ein verschmälertes, in der Struktur aber regelrecht angelegtes Marklager. Als ein Beispiel dafür habe ich den von *Probst* veröffentlichten Fall (als ein Beispiel für mehrere andere) in die obige Tabelle mit aufgenommen. Auch hier ist die diffuse, symmetrische Hemmung während der Migrationsperiode das Charakteristische (schon *v. Monakow* vergleicht diese Gehirne mit der Gestalt ,,eines in allen Abschnitten gleichmäßig vergrößerten Fetalhirns''). Fälle mit geringgradiger Rindenverbreiterung bei verwischtem Windungsrelief müssen natürlich von dieser Gruppe geschieden werden.

Den interessanten Gehirnbefund eines 4monatigen Mikrocephalus mit einem Gehirngewicht von nur 25 g, den *v. Monakow* (1929) veröffentlichte, habe ich trotz verwandter formalgenetischer Vorgänge (zwerghafte Pachygyrie in streng symmetrisch angelegten Hemisphären u. ä.) nicht mit aufgenommen, da zahlreiche aplastische und hypoplastische Vorgänge wie auch entwicklungsmechanische Verschiebungen das Bild einer reinen, diffusen, symmetrischen Migrationshemmung überdecken.

Auffallend ist nun, daß bei den Fällen mit ausgedehnter symmetrischer Migrationshemmung im Großhirn eine dem Grad und der Art nach vergleichbare, adäquate Störung der Migration im Kleinhirn bisher nur in einem Falle beschrieben wurde:

In dem von *Brunschweiler* veröffentlichten Falle fand sich in dem zu einem mikrencephalen Gehirn vom reinen Typ einer ,,macrogyrie ou pachygyrie essentielle'' gehörigen Kleinhirn folgende Verhältnisse: Äußere Form nicht auffällig. Auf Schnitten erscheinen die Dimensionen des Wurmes, der Flokken und der Hemisphären etwas kleiner als normal. Normaler, etwas reduzierter Windungstyp. Längliche, schmale Inseln grauer, heterotopischer Substanz, die sich in der dorsalen Hälfte über beiden Nuclei dent., aber dicht unter den Einmündungsstellen der Markkegel in das tiefe Mark hinziehen und von der Rinde nur durch einen schmalen Marksaum getrennt sind.

Weitgehend ähnliche Verhältnisse konnte ich im Kleinhirn eines Falles von typischer, symmetrischer, ausgedehnter Migrationshemmung im Großhirn beobachten, den mir Herr Dr. *Hallervorden* aus seiner Sammlung zeigte. Vermutlich handelt es sich doch in diesen beiden Fällen um zwar der Art, wenn auch eigenartigerweise nicht dem Grad nach ähnliche formalgenetische Vorgänge, wie sie in den dazugehörigen Großhirnhemisphären statthatten, obwohl eine sichere Entscheidung auf Grund der beiden Fälle mir vorerst noch nicht möglich erscheint. In den anderen Fällen jedoch steht seltsamerweise die Größe des Kleinhirns, dessen Hemisphären oft von den Großhirnhemisphären nicht bedeckt werden (bei den mikrencephalen Gehirnen dieser Gruppe) in auffallendem Gegensatz zu den verkleinerten Großhirnhemisphären. Es gilt also für diese Fälle im besonderen das, was *Anton* im allgemeinen für die Verhältnisse bei Mikrencephalie anführt, daß die Entwicklungshemmung des Großhirns keineswegs gesetzmäßig eine solche des Kleinhirns im Gefolge hat. In einigen Fällen fand sich eine, im Vergleich zum Großhirn nur geringe Reduktion des Kleinhirns, eine weniger reich gefaltete Rinde, eine etwas verbreiterte Körnerschicht; in anderen Fällen wurde das Kleinhirn leider nicht beschrieben (was allerdings den Schluß nahelegt, daß es zum mindesten makroskopisch nicht auffallend verändert war). Von meinen 5 Fällen fand ich bei einem im Markkegel einer Kleinhirnwindung eine etwa stecknadelkopfgroße Heterotopie, ein Befund, der natürlich in auffallendem Gegensatz zu dem breiten, heterotopischen Band im Großhirnmantel steht. Bei 3 Fällen war leider Kleinhirnmaterial nicht mehr vorhanden.

Auch der Fall 1 von *Vogt* und *Astwazaturow* kann vorerst trotz beträchtlicher, streifenartiger, heterotopischer Massen im Kleinhirnmark nicht zu formalgenetisch ähnlichen Fehlbildungen, wie die der A. S. M. gerechnet werden. Der Fall soll hier kurz gestreift werden, da der heterotopische Streifen im Kleinhirnmark bei oberflächlicher Betrachtung an die heterotopischen Massen bei A. S. M. im Großhirn erinnern könnte.

Es fanden sich im Großhirn Makrogyrie und eine sehr verbreiterte Rinde. Weitere Einzelheiten über die Verhältnisse im Großhirn sind leider nicht gegeben. Das abnorm verkleinerte Kleinhirn, das überhaupt nur einen ca. 1 cm breiten, median gewinkelten Bügel darstellte, wies nur im Wurmgebiet und in den lateralsten, den Flokken (?) entsprechenden Hemisphärenteilen gefurchte, zum Teil in der Struktur gestörte Rindenpartien auf. Der übrige Teil war rindenlos, das Mark lag dort direkt unter der Pia. Vom oralen Wurmteil stülpten sich heterotopische Massen gegen das zentrale Mark vor, die zum Teil rindenähnliche Strukturen zeigten. Über beiden normal angelegten Nucl. dent. zog beiderseits ein breiter Streifen heterotopischen, zum größten Teil völlig durcheinander geworfenen Rindenmaterials, das jedoch mit rindenähnlichen, sich von der Wurmrinde einstülpenden Windungszügen in Verbindung stand.

Auf Fälle mit ähnlich gearteter Kleinhirnmißbildung weisen *Ernst*, *Marburg*, *Jakob*, *Kubo* hin. An den Präparaten von *Jakob* konnte ich mich selbst von den oben angegebenen Verhältnissen überzeugen. Bei diesen Fällen handelt es sich offenbar um ganz andersartige formalgenetische Vorgänge, wie bei der A. S. M. im Großhirn oder wie in den oben angeführten Kleinhirnfällen von *Brunschweiler* und *Hallervorden*. Einmal fehlt die im großen und ganzen einheitliche Richtung des Ganglienzellmaterials innerhalb des heterotopischen Komplexes, zum anderen besteht ein enger Zusammenhang der heterotopischen Streifen mit Windungszügen, die sich abnorm tief in das Mark einsenken und mit der einigermaßen normal angelegten Rinde an der Oberfläche (Wurm und Flokken) in Verbindung stehen. Zum dritten stellen eben die Fälle schon dadurch etwas genetisch Andersartiges vor, daß dorsal die Rinde überhaupt fehlt, und dort die Marksubstanz an die Pia grenzt. Das enge Beieinander von Heterotopie und abnorm eingesenkten Windungszügen könnte allenfalls eine Einordnung dieser Fälle in die Gruppe mit circumscripter Migrationshemmung rechtfertigen.

Nicht selten scheint es nun bei den Fällen mit ausgedehnter symmetrischer Migrationshemmung zu charakteristischen Fehlentwicklungen im Bereich der Oliven zu kommen. Aus der Tabelle ist ersichtlich, daß in 6 Fällen derartige Olivenmetaplasien bzw. -heterotopien meist im Bereich des Corpus restiforme vorlagen. Inwieweit es sich dabei um primär oder sekundär koordinierte Entwicklungsstörungen handelt, bleibe dahingestellt[1].

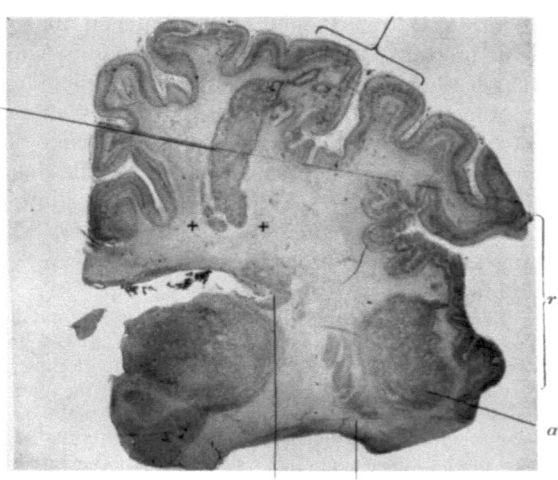

Abb. 2. Circumscripte Migrationshemmung. Steckengebliebene Windungen mit umgebenden Heterotopien (a), in der Umgebung des Porus (a_1), bei + Verdrängung der tiefen Markstrata. Umschriebene Rindenproliferationsstörungen in der Umgebung der Einstülpungsstellen (r) (Fall W.).

Auf jeden Fall charakterisiert das häufige Auftreten dieser Fehlbildung diese Gruppe im Gegensatz zu den anderen. Auch Mikromyelie findet sich in wenigen Fällen, während Porusbildungen bisher in keinem der Fälle gefunden wurden.

II. Circumscripte Migrationshemmung.

Schon an anderer Stelle habe ich einen Teil der in diese Gruppe gehörigen Fälle beschrieben und erwähnt. Hier soll diese Gruppe vor allem insoweit charakterisiert werden, als sie uns das genetisch Unterschiedliche gegenüber der Gruppe mit ausgedehnter symmetrischer Migrationshemmung zeigt. Auch hier zunächst ein Überblick über die Fälle: (Tafel II). Das Gemeinsame beider Gruppen bildet der im Mark liegende Komplex heterotopischer grauer Massen (Abb. 2). Bei der circumscripten Migrationshemmung beschränkt sich dieser aber nur auf die Umgebung eines abnorm angelegten, außergewöhnlich tief bis in das tiefe Mark greifenden Komplexes von Windungen, der sich von einer Stelle des Hirnmantels einstülpt. Diesem sich oft vielfach verzweigenden Windungszug gesellt sich nicht überall ein trennender Sulcus hinzu. In der Literatur werden diese Komplexe häufig als „versenkte Windungen" bezeichnet. Gerade der Frage, ob der in manchen Schnittebenen scheinbar für sich isoliert im Mark liegende Windungskomplex

---

[1] Über die formale Genese der Olivenheterotopien siehe *Brunschweiler*.

Tabelle 2.

Veröffentlichte Fälle	Gehirngewicht in g	Großhirnmantel		Kleinhirn	Sonstiges	Alter in Jahren	Klinische Diagnose
		Art der Störung	Ort der Einstülpung und übriger Hirnmantel				
Hilty (1906)	370	Steckengebliebene Windungskomplexe mit heterotopischen Kugeln	Doppelseitig, Gegend der Fiss. Sylvii. Dort umschriebene Mikrogyrie, rudimentär gebildetes Operculum. Windungsarmut	o. B.	Fehlen des Balkenspleniums	49	Idiotie + Mikrocephalie
Eigene Fälle: Geschwister							
1. Elsa	620	Desgl.	Desgl.	o. B.	o. B.	25	Idiotie
2. Arno	670	„	„ Statt der rudimentären Operkularisierung findet sich eine unvollständige Anlage der Insel bds. Vereinfachtes Windungsrelief	o. B.	o. B.	27	„
Fall Bl.	Normal. Gehirngewicht	Sehr klein	Einseitig von der Insel ausgehend. Normales Windungsrelief	o. B.	o. B.	26	Epilepsie
Fall Heimerle	Mikrencephal	1. Desgl. 2. Frühfetaler Porus mit umgebenden Heterotopien	1. Von der Basis und Pol des Schläfenlappens ausgehend. (Minderentwicklung der Insel und umschriebene Mikrogyrie an der Einstülpungsstelle). 2. Von der medialen Wand des Occipitallappens ausgehend. Vereinfachtes Windungsrelief	?	—	Erwachsen	Idiotie

Genetisch verschiedene Gruppen entwicklungsgestörter Gehirne.

Fall W. (F. A. 140/34) (s. Abb. 2)	—	Steckengebliebene Windungskomplexe mit umgebenden Heterotopien. In der Nähe solcher Komplexe frühfetale Porusbildungen	An mehreren Stellen beider Hemisphären. Außerdem im Verlauf der Sylv. Furche, der Operkularisierung und am Ort der Einstülpung umschriebene Mikropolygyrie	o. B.	o. B.	—	—
Fall L. (F. A. 152/36)	1240	Desgl.	Desgl.	o. B.	o. B.	35	Genuine Epilepsie
Probst[1]	1030	Steckengebliebene Windungskomplexe mit umgebenden Heterotopien	1) Linke untere Frontalwindung. 2) Laterale Wand des Occipitallappens. Dort umschriebene Mikropolygyrie, auch an anderen Stellen umschriebene mikrogyrische Bezirke (u. a. Insel)	Im ganzen etwas kleiner, sonst o. B.	Balkenmangel, li. Hypoplasie der Pyramidenbahn	15	Idiotie + Epilepsie. Kontrakturen der unteren Extremitäten
Oekonomakis Fall 2	—	Desgl.	Rechte Hemisphäre: 1) Gegend des oberen Operculums. 2) Vom hinteren Ausläufer der Fiss. sylvii. Mikrogyre Bezirke an den Einstülpungsstellen (mikrogyrisches Ammonshorn), Fehlanlage der Insel	Linke Kleinhirmhälfte reduziert, sonst o. B.	o. B.	24	Schwachsinniger Epileptiker
Fall 1	1350	Desgl. (+ frühfetaler Potus)	Desgl.	Desgl.	o. B.	30	Minderbegabter Epileptiker
Bielschowsky[1]	490	Desgl.	1) Gegend des Stirn- u. oberen Scheitellappens. 2) Gegend der lateralen Wand des Occipitallappens. Windungsatypien, Mikrogyrie + „Pachygyrie"	Steckengebliebene Windungen mit umgebenden Heterotopien zwischen dorsalem Wurm und Dentatuskernen	o. B.	4¼	Schwerste Idiotie

Fall mit C. M. anscheinend nur im Kleinhirn: Finley und Zimmermann, Ostertag, Ernst, Brun. Mischfall zwischen diffuser symmetrischer und circumscripter Migrationsstörung siehe Fall 1 von H. Vogt, Tabelle 1.

[1] Nach Bielschowsky einander sehr nahestehende Fälle.

in anderen Ebenen doch mit der Rinde des übrigen Hemisphärenmantels in Verbindung steht, wird häufig in der Literatur nicht in der notwendigen Weise (durch Verfolgen von Serienschnitten innerhalb des fraglichen Gebietes) nachgegangen. Wenn auch oft dieser Zusammenhang schon makroskopisch nach Anlage von Hirnscheiben sichtbar wird, konnten wir doch an einem Falle nur durch die Lupenbetrachtung am gefärbten Präparat feststellen, daß der ,,versenkte" Windungskomplex mit der übrigen Rinde durch ein schmales Rindenband in Verbindung stand. Auch die Bezeichnung ,,innere Mikrogyrie" wird in der Literatur für ähnliche Bildungen angewandt *(Schob)*, da nicht selten von außen an der Einstülpungsstelle des unter Umständen mikrogyrisch verbildeten Windungskomplexes keine Windungsveränderungen im Sinne mikrogyrischer Verbildung gefunden werden[1].

Die meist kugeligen Heterotopien umlagern den Windungskomplex nicht selten schalenförmig. Liegt der abnorm gelagerte Windungs- und Heterotopienkomplex im Bereich der tiefen Markstrata, so lösen sich die heterotopischen Massen nicht diffus innerhalb des Strukturgefüges des tiefen Markes auf, wie bei der A. S. M., sondern verdrängen förmlich den ganzen Zug der tiefen Markstrata, der nach den nicht betroffenen Gebieten auszuweichen scheint. An einer oder mehreren Stellen der Großhirnhemisphären kann es zu solchen Konvoluten ,,versenkter" Windungen mit begleitenden Heterotopien kommen. Die Rinde dieses Windungszuges ist oft mikrogyrisch strukturiert, kann aber auch zum Teil nahezu normalen Schichtenbau zeigen. An der Stelle der Einstülpung ist die Außenfläche des Hemisphärenmantels in seltenen Fällen nicht merklich, meist aber durch eine erhebliche Störung der Gesamtanlage der betreffenden Hirnlappen oder durch eine meist umschriebene vorwiegend mikropolygyrische Veränderung des Windungsreliefs gezeichnet. Meist handelt es sich also um eine partielle Mikropolygyrie, seltener um eine nahezu generalisiertes Befallensein der ganzen Hemisphäre. Nicht selten können nun daneben im Gegensatz zur Gruppe mit A. S. M. Porusbildungen an einem oder mehreren Orten des Hemisphärenmantels auftreten. Wie die Fälle zeigen, handelt es sich dabei stets um sicher früh fetal entstandene Porusbildungen.

Unter dem Begriff Porusbildungen fassen wir dabei, dem Beispiele *Schob*s folgend, zunächst einmal nur die trichter- oder spaltförmigen von der Oberfläche nach der Tiefe des Marks reichenden Defekte zusammen. Dabei halten wir eine Sonderung der verschiedenen kongenitalen Porusbildungen in frühfetale (während der Migrationsperiode entstandene) und spätfetale (nach Abschluß der Migration entstandene) für notwendig. Sobald wir in der Umgebung eines Porus also in größerem

---

[1] Allerdings wird der gleiche Ausdruck auch dann gebraucht, wenn sich beim Übergang von mikropolygyrischem in normal gestaltetes Windungsrelief die charakteristische Fehlentwicklung der Rinde auch unter letzterem findet.

Ausmaße Heterotopien zum Teil rindenähnlich strukturierter, grauer Substanz beobachten, halten wir den Schluß für berechtigt, daß der Zeitpunkt seiner Entstehung in der Periode der Migration liegen muß.

Die Umgebung dieser bei der Gruppe mit circumscripter Migrationshemmung häufig gefundenen frühfetalen Porusbildungen zeigt formalgenetisch eine auffallende Ähnlichkeit mit der der atypisch angelegten Windungskomplexe: auch hier stets die Wandauskleidung und Umlagerung mit ähnlich strukturierten heterotopischen Kugeln oder nicht selten windungsähnlichen heterotopischen Massen; auch hier das charakteristische Verdrängen der tiefen Markstrata; auch hier der auffallende Unterschied der Heterotopiestruktur gegenüber der bei A. S. M.; auch hier die Störung in der Gesamtanlage der Lappen oder die meist partielle Mikropolygyrie der Umgebung[1]. Bei beiden Erscheinungen haben wir es, wie später gezeigt wird, anscheinend mit einer örtlich beschränkten Hemmung der wandernden Neuroblasten (heterotopische Kugeln) und mit einem relativen Zurückbleiben im Wachstum der gesamten Hemisphärenwandstelle gegenüber den umgebenden Partien (schon angelegte, aber in der Tiefe steckengebliebene Rindenpartien) zu tun. Zweifellos liegt auch hier der Beginn der Störung in der Migrationsperiode, was mich veranlaßt, Fälle mit derartigen Befunden in der Gruppe mit circumscripter Migrationshemmung (C. M.) zusammenzufassen.

Auffallend erscheint nun, daß gerade bei typischen Fällen mit C. M. adäquate Fehlentwicklungen im Kleinhirn (im Sinne von steckengebliebenen Windungen und frühfetalen Porusbildungen) fehlen können, wenn auch totale oder einseitige Reduktion des Kleinhirns gefunden wurde. Andererseits erscheint uns gerade der von *Bielschowsky* veröffentlichte Fall 2 als ein sehr schönes Beispiel dafür, daß Großhirn wie Kleinhirn im wesentlichen von gleichartigen Fehlbildungen betroffen sein können, die wir als steckengebliebene Windungen mit umgebenden Heterotopien bezeichnen müssen.

In dem 490 g schweren Gehirn eines $4^{1}/_{4}$ Jahre alten, schwerst idiotischen Kindes fand sich neben zahlreichen Windungsatypien „das typische Oberflächenbild der Mikrogyrie vor, welches nur die Besonderheit besitzt, daß es mit einer ausgesprochenen Pachygyrie vereinigt ist". Auch auf der dorsalen Kleinhirnoberfläche fanden sich circumscripte mikrogyrische Partien. Doch faßt auch *Bielschowsky* hier die Mikrogyrie (im Gegensatz zu seinen Fällen 1 und 3) „nur als Teilerscheinung in einem Komplex von Entwicklungsstörungen des Großhirns" auf. „Einen wesentlichen Bestandteil des teratologischen Komplexes" bilden atypische Ansammlungen grauer Substanz, die an zwei Stellen (circumscript) in ungewöhnlichem Maße vorhanden waren. Einmal im äußeren Randgebiet des

---

[1] Natürlich sind die eben beschriebenen frühfetalen Porusbildungen von porusartigen Trichtern zu scheiden, deren Wände zwar auch mit Hirnrinde ausgekleidet sind, die aber dadurch entstanden, daß das darunterliegende Mark (zum Teil auch die Rinde) durch einen nekrotischen Prozeß während der Fetalperiode schrumpfte und dadurch die darüberliegende Rinde porusartig nach innen zog (Fall von *Zingerle*). *Zingerle:* Arch. f. Psychiatr. **36** (1902).

Centr. semiovale, soweit es zum Bereich des Stirn- und oberen Scheitellappen gehört. Hier fanden sich zapfenartige atypische Vorsprünge der grauen Rindensubstanz und Heterotopien im Vereine (Abb. 2, Tafel IV). Zum anderen lagen kugelige Heterotopien in der Umgebung des Hinter- und Unterhorns, die zum Teil, wie die Abb. 5 auf Tafel IV zeigt, sich einer wurmartig sich in die Tiefe des Markes einsenkenden Windung entgegenschieben. Allerdings könnte hier erst das Verfolgen einer Serie diese Verhältnisse klarlegen. Die zwischen Wurm und Dentatuskernen „steckengebliebenen Windungen" werden von *Bielschowsky* folgendermaßen beschrieben: „In ihrer Zeichnung nähern sie sich den mikrogyren Rindenbezirken soweit, daß man sie selbst als verbackene und verlagerte Kleinhirnwindungen bezeichnen kann."

„Die heterotopen Herde scheinen nach der vorliegenden Abbildung allseitig von der weißen Substanz des Hemisphärenmarkes umgeben und von der benachbarten Rinde vollkommen getrennt zu sein. Tatsächlich ist dem aber nicht so. Bei der Durchsicht der Serie kommt man an Stellen, wo schmale Brücken grauer Substanz von ihnen zur Rinde hinüberführen."

Auf Grund der Beschreibung und Abbildung möchten wir also den Fall 2 von *Bielschowsky* in die Gruppe der entwicklungsgestörten Gehirne mit C. M. in Groß- und Kleinhirn auffassen. Die Umgebung dieser örtlich umschriebenen Hemmungsvorgänge markiert sich bei diesem Falle durch mehr oder weniger umschriebene, zum Teil sehr ausgedehnte mikropolygyrische bzw. pachygyrische Veränderung des Windungsreliefs. Gerade die eingehende, sorgsame Untersuchung der „steckengebliebenen" Kleinhirnwindungen in diesem Falle läßt vermuten, daß in einem ähnlich verbildeten Kleinhirn, das *Brun* in seiner ausführlichen Arbeit über die Bildungsfehler des Kleinhirns beschreibt, die von *Brun* als Heterotaxien bezeichneten, am gleichen Orte (zwischen Wurm und Dentatuskernen) liegenden Komplexe steckengebliebene Kleinhirnwindungen darstellen[1]. Leider genügt in dem Falle 6 die Beschreibung in bezug auf einen eventuellen Zusammenhang des Windungskomplexes mit dem Grunde der hier vorhandenen „mediodorsalen Wurmspalte" (und somit der übrigen Kleinhirnrinde) nicht, da einer Verfolgung an Serienschnitten keine Erwähnung getan wird. Gerade der Vergleich der Abb. 31 von *Brun* mit der Abb. 1, Tafel V von *Bielschowsky* läßt diesen Verdacht begründet erscheinen. Auch die von *Ernst, Ostertag* (1925) und von *Finley* und *Zimmermann* (1932) veröffentlichten Fälle sollen als unter Umständen formalgenetisch ähnlich aufzufassende Kleinhirnmißbildungen erwähnt werden. Bei allen finden sich mehr oder weniger windungs- und rindenähnliche Komplexe zwischen Wurm und Dach des IV. Ventrikels im tiefen Mark; alle ähneln in bezug auf die Kleinhirnverhältnisse dem Fall 2 von *Bielschowsky* zweifellos. Im Falle von *Finley* wurde die Verbindung der steckengebliebenen, von Heterotopien umgebenen Windungen mit der übrigen Rinde aufgezeigt. Bei den anderen erscheint beim Verfolgen der Beschreibungen und gegebenen Abbildungen ein Zusammenhang mit der

---

[1] Außerdem erklärt *Brun* die von ihm als Heterotaxien bzw. als subcorticale Rindenperversionen bezeichneten Bildungen formalgenetisch in ähnlicher Weise, wie wir es versucht haben.

übrigen Kleinhirnrinde möglich, wenn auch diesem Gesichtspunkt durch eingehende Verfolgung an Serienschnitten in keinem Falle nachgegangen wurde. Gerade die von *Brun* geforderte Scheidung zwischen Heterotaxie „als ein Konglomerat bunt durcheinander gewürfelter heterotoper Fragmente von Kleinhirnrinde" und subcorticalen Windungen als Gebilde, „deren Architektonik diejenige der normalen Windungen nachahmt", erscheint uns formalgenetisch gesehen nicht so wesentlich. Beim Verfolgen der Komplexe „versenkter Windungen" im Großhirn (an Serien) konnten wir sehen, daß einmal Schnittbilder auftraten, die in diesen Komplexen einigermaßen normale oder mikrogyrisch strukturierte Rindenzüge erkennen ließen, daß ein andermal aber im gleichen Komplex nur scheinbar strukturlose Gebilde beobachtet werden konnten. Die vielfachen Möglichkeiten der Schnittrichtung und die Tatsache, daß bestimmte Rindenfehlstrukturen durchaus den Eindruck eines Konglomerats zusammengewürfelter, heterotopischer Fragmente machen können, erklärten uns diese Befunde ausreichend. Für uns erscheint die Entscheidung, ob die mehr oder weniger rindenähnlichen Massen mit der übrigen, nicht steckengebliebenen Rinde bandförmig im Zusammenhang stehen oder nicht, deshalb wesentlicher.

Auch unter den anderen Fällen, die *Brun* in seiner Arbeit beschreibt, „bei denen das Bild der einfachen Entwicklungshemmung durch jene mannigfachen ‚Perversionen der inneren Tektonik', wie die ‚Irrwanderungen' *v. Monakow*s, Heterotopien, Metaplasien, innere und äußere Mikrogyrie u. dgl. kompliziert wird", also der Gruppe der Dysgenesien des Kleinhirns, finden sich sicher formalgenetisch verwandte Bildungen. Nur erscheint meines Erachtens die Beurteilung der einzelnen Dysgenesien im Kleinhirn im Gegensatz zu ähnlichen Bildungen im Großhirn deshalb viel schwerer, weil der Zusammenhang von eventuell fehlangelegten Windungskonvoluten und umgebenden heterotopischen Kugeln mit der gesunden oder fehlentwickelten Umgebung (innerhalb der zahlreichen gedrängten Bäumchen und der viel minutiöseren Verhältnisse) manchmal unmöglich sicher zu entscheiden ist. Doch scheinen mir die Fälle 6—9 und 12 zum Teil dysgenetische Störungen (so die als „subcorticale Windungen" und zum Teil die als „Heterotaxien" bezeichneten Bildungen) aufzuweisen, die wegen ähnlicher formalgenetischer Vorgänge den steckengebliebenen Windungskomplexen, also der C. M. im Großhirn, gleichgestellt werden könnten. Leider genügen die Beschreibungen der Verhältnisse im dazugehörigen Großhirn nicht immer unserer Fragestellung. Interessant erscheint immerhin, daß der Fall 2 von *H. Vogt* „Heterotaxien" im frontalen Abschnitte des Lob. paramed. und embryonale Segment. des Nucl. dent. zeigte. Beim Falle 6 fand sich im dazugehörigen Großhirn „stellenweise Neigung zu leicht mikrogyrem Windungstyp" und mäßiger Hydrocephalus der Seitenventrikel. Beim Fall von *Finley* und *Zimmermann* wird im dazugehörigen Großhirn ungeurer Hydrocephalus int., lamellendünne Verschmälerung der Hemisphärenwand und liegengebliebene Zellmassen beschrieben.

Auch bei der *Anton-Chiari*schen Mißbildungsgruppe finden sich, wenn man die Fälle vergleichend betrachtet (Fälle von *Chiari, Anton, Henneberg, Schwalbe* und *Gredig, de Lange*), nicht selten im Kleinhirn Fehlbildungen, die als steckengebliebene Windungskomplexe bezeichnet werden müssen und hier in einem Ensemble zahlreicher anderer Mißbildungen auftreten.

Zusammenfassend läßt sich sagen, daß bei Fällen mit circumscripter Migrationshemmung im Großhirn das Kleinhirn nur verhältnismäßig selten von adäquaten Störungen betroffen wird (z. B. Fall 2 von *Bielschowsky*). Andererseits finden sich Fälle mit typischen steckengebliebenen Windungskomplexen im Kleinhirn, ohne daß sich im dazugehörigen Großhirn ähnliche Erscheinungen finden ließen (u. a. Fall von *Finley* und *Zimmermann*). Bei letzteren sind nicht selten im Rückenmark Fehlentwicklungen (Diasto-, Hydromyelie, Gliosen u. ä.) nachweisbar, während das Großhirn auffallend starken Hydrocephalus internus mit lamellendünner Verschmälerung der Hemisphärenwand und subependymalen Heterotopien zeigen kann. Man wird vielleicht in Zukunft bei Fällen mit C. M. im Großhirn eingehender als bisher auf Entwicklungsstörungen im Rückenmark achten müssen. Mangelhafte Entwicklung corticospinaler Bahnen kann sich vorfinden, wenn auch nicht in der Häufigkeit wie bei den ausgebreiteteren Mikropolygyrien der nächsten Gruppe.

III. Rindenwachstumsstörungen.

Die übliche Einteilung der Fälle mit vorwiegend mikropolygyrischer Verbildung der Hirnrinde[1] erfolgte bisher einmal unter dem Gesichtspunkte der Art der Ausbreitung. Man unterscheidet zwischen partieller, generalisierter, symmetrischer oder einseitiger Ausbreitung. Zum andern hat *Bielschowsky* versucht, die vielgestaltigen Rindenstrukturformen mikrogyrischer Windungen im Sinne einer aufsteigenden Reihe zu ordnen. Am unteren Ende dieser Reihe finden wir eine deutliche Zweischichtung des Zellmaterials, am oberen die Fälle, deren Rinde bei sonst normalen Schichtungsverhältnissen isolierte pilz- und warzenartige Auswüchse der oberflächlichen Zellelemente über das Niveau des Stratum zonale aufweisen. Trotz der fallweise verschiedenartigen Rindenstrukturen bei ähnlichem Windungsrelief fällt jedoch die Entstehung aller derartiger Störungen zweifellos in die Periode, in der die Migration im Versiegen oder schon abgeschlossen ist, und Bildungen wie der Status verucosus. Unterschicht Z *(Filiminoff)* u. ä. in Entwicklung begriffen sind. Das Wachstum der Rinde vollzieht sich nun lediglich auf Grund der Proliferationspotenz des Rindenzellmaterials *(Bielschowsky)*. Die teratologische Terminationsperiode liegt also wesentlich später als bei den beiden vorher beschriebenen Gruppen. Aus diesem Grunde möchten wir diese Fälle unter der Gruppe der Rindenwachstumsstörungen zusammenfassen.

Aus der verhältnismäßig großen Zahl dieser Fälle wurden von uns schon diejenigen gesondert herausgenommen, bei denen die Mikropolygyrie nur als später folgende Begleiterscheinung in einem während

---

[1] Hier soll nur von den echten mikrogyrischen Fehlbildungen die Rede sein und nicht von der Ulegyrie im Sinne von *Bresler*.

Tabelle 3.

Veröffentlichte Fälle	Gehirngewicht	Großhirn	Kleinhirn	Sonstiges	Alter in Jahren	Klinische Diagnose
Fortanier (1932)	?	Generalisierte Mikropolygyrie, überall Dreischichtung der Hirnrinde, starker Hydrocephalus, Porus an der Stelle des mittleren Gyrus orbitalis	Stellenweise dorsal mikrogyrisch	Hirnstamm schief, rechte Ponshälfte abgeflacht, rechte Pedunc. im Umfang geringer, Hypoplasie der rechten Pyramidenbahn und des rechten Talamus	4	Konnte nie gehen, stehen, sprechen; tägliche Krampfanfälle; viel zu kleiner Kopf
Rabinowitsch (1933)	428,5	Generalisierte Mikropolygyrie, äußerst verschieden gestaltige Typen der fehlentwickelten Rindenstruktur	Anscheinend nur dorsal mikropolygyrisch	Pyramiden und Em. pyr. fehlen	3¼	Schwerste Idiotie, Körpergewicht eines sechs- und Schädelumfang eines dreimonatigen Kindes. Kontrakturen der oberen und unteren Extremitäten. Nystagmus und Strabismus conv.
Eigene Fälle Fall G	1600	Generalisierte Mikropolygyrie und verruköse Pachygyrie. Verhältnismäßig nicht hochgradige Rindenfehlentwicklung	Dorsal, fast nur 3 pachygyrische Wülste	Fehlentwicklungen im Bereich der Pyramidenbahnen, Brücken- und Kleinhirnbrückenfasern	25	Schwerste Idiotie, nur kurz vor dem Tode epileptische Anfälle; Gangstörungen. Mikrocephalie
Fall J. (F. A. 106/30)	Mikrencephal	Generalisierte Mikropolygyrie und verruköse Pachygyrie. Schwerste Rindenstrukturstörungen, vorwiegend Vier-Schichten-Typ.	Umschriebene mikropolygyre Bezirke	Hypoplasie der Pyramidenbahnen	17	Schwerste Idiotie, Mikrocephalie. Fehlen statischer Funktionen, konnte nie gehen, sprechen, den Kopf nie heben

der Migrationsperiode einsetzenden Fehlentwicklungskomplex, den wir als C. M. auffaßten, auftrat. Hier war es in der Umgebung der steckengebliebenen Windungen und der frühfetalen Porusbildungen zu meist circumscripter Mikropolygyrie gekommen. Die weitaus meisten Fälle entbehren jedoch derartiger Hemmungsvorgänge in der Tiefe des Markes. Mit Recht betont *Schob*, daß die generalisierte Mikropolygyrie weit seltener auftritt als die umschriebene. In der Tabelle 3 haben wir nur 2 einwandfreie Fälle mit generalisierter Ausbreitung aus der Literatur anführen können. Diesen beiden können wir zwei folgende[1] hinzufügen:

Fall G. Keine erbliche Belastung feststellbar. Als 3. von 4 Kindern (vorher Zwillinge) rechtzeitig geboren. Geburtsdauer sehr lange, große Kopfgeschwulst. Am 3. Lebenstage Krämpfe. Wurde nicht gestillt. Erst mit 3 Jahren beginnt er Worte wie Papa, Mama zu sprechen, bis zum Tode war sein Wortschatz nicht viel größer; er benannte höchstens noch das Pflegepersonal mit Namen, sonst stieß er unartikulierte Laute aus. Er lernte selbst essen, konnte sich nie selbständig an- und ausziehen. In Arm- und Handbewegungen stets plump und ungeschickt, im Gang stets schwerfällig „unter Nachziehen und doppelter Stützung". Er geiferte zeitweise stark, kratzte sich ab und zu die Hände blutig. An primitiver Tätigkeit lernte er nur Graszupfen, was er mit sturem Eifer tat. Er vermochte nicht Perlen aufzuziehen. Für den größeren Teil des ihm zur Verfügung stehenden Spielzeuges hatte er keinen Sinn. Zeitweise triebhaft unruhig, schrie oft laut unartikuliert, zappelte mit Händen und Füßen, oft kurze Wackelbewegungen, steckte alles Erreichbare in den Mund, oft boshaft gegen seine Mitpatienten. Vom 8. Lebensjahre an in der Anstalt Großhennersdorf und Landesheil- und Pflegeanstalt Zschadraß, wo er im 25. Lebensjahre im Status epilepticus ad exitum kam, nachdem 1 Jahr zuvor ein einmaliger epileptischer Anfall aufgetreten war und in den letzten 3 Monaten vor dem Tode wenige krampfartige Anfälle beobachtet wurden. Aus dem körperlichen Befund ist erwähnenswert: Auffallend vorgewölbte Stirnhöcker, größter Kopfumfang (mit 8 Jahren) 59 cm, leichte Hühnerbrust, Rosenkranz, sehr ausgeprägte X-Beine, Kniegelenke kugelig aufgetrieben, Hypoplasie der Genitalien, Sexualfunktion erhalten, verhältnismäßig starke Schambehaarung, vergrößerte Gaumenmandeln.

Aus dem Sektionsbefund. Konfluierende Bronchopneumonien beider Oberlappen. Schilddrüse, Nebennieren, Hoden, Prostata: makroskopisch o. B., Fettleber, Nieren mit Ausnahme einer Nierenbeckenerweiterung rechts o. B.

Gehirnbefund: Dura sehr dünn, nur wenig mit der knöchernen Schädelkapsel verwachsen. Sinus normal angelegt. Nur geringfügige Mengen eines klaren abfließenden Liquors. Pia sehr dünn und zart. Ausgedehntes Netz vieler kleiner Pialgefäßästchen. Hirngewicht: 1600 g. Das Großhirn zeigt das typische Bild einer generalisierten Mikropolygyrie (Abb. 3). Seine Oberfläche ähnelt dadurch der eines Blumenkohls. Dabei sind vornehmlich 4 Windungsformen unterscheidbar. 1. Abnorm breite Windungen, deren Oberfläche durch multiple, etwa hirsekorngroße Erhabenheiten maulbeerartig verändert ist (verruköse Pachygyrie, z. B. im Frontal- und Temporallappen, Präcuneus); 2. abnorm schmale Windungen, deren Oberfläche in ähnlicher Weise verunstaltet ist (verruköse Mikrogyrie, z. B. Frontallappen); 3. einigermaßen normalbreite Windungen mit verruköser Oberfläche und abnorm gewundenem und geschlängeltem Verlauf (z. B. Zentralwindungen) und 4. einigermaßen normal angelegte und gestaltete Windungen sind

---

[1] Für die liebenswürdige Überlassung der Fälle bin ich den Herren Prof. *Scholz*, München, und Obermed.-Rat Dr. *Liebers*, Zschadraß, zu großem Danke verpflichtet.

nur in der engen Umgebung der Fiss. calc. und in den medialen Anteilen der Basis des Temporallappens insbesondere im Ammonshorngebiet zu finden. Das Furchenrelief ist durch die Windungsmißbildung stellenweise stark verwischt, so daß die Identifizierung der Furchen mit den normalerweise zu findenden Sulci teilweise unmöglich ist (besonders frontal). Einigermaßen gut zu erkennen ist die *Sylvi*sche Furche, die Zentralfurche und die Fiss. calcarina-Balken, vordere und hintere Commissuren und Chiasma opt. sind normal gebildet.

Die Hinterlappen überdecken das Kleinhirn in der gehörigen Weise. Auch das Kleinhirn ist, wenn auch nur in seinen dorsalen Anteilen, im Windungstyp schon makroskopisch verändert (Abb. 4). Der Lobus semilunaris sup. und Lobus quadrangularis stellen eigentlich nur vorwiegend 3 Paare von breiten plumpen Windungen dar, deren Oberfläche mehr oder weniger gekörnelt, an anderen Stellen

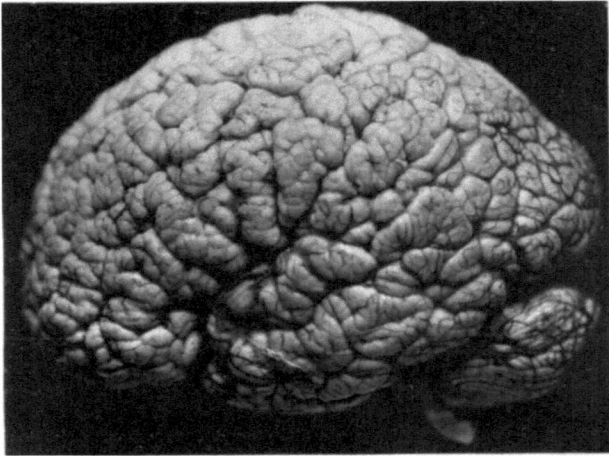

Abb. 3. Nahezu generalisierte Mikropolygyrie mit verrukös pachygyren Windungen (Fall G.). Rindenwachstumsstörung.

wieder durch seichte Rinnen gefeldert erscheint (verruköse Pachygyrie). Auch dorsale Anteile des Wurmes sind dergestalt verändert. Die ventralen Läppchenanteile dagegen einschließlich der Tonsillen und Flokken sind frei von derartigen fehlentwickelten Windungszügen und zeigen das normale Bild.

Im lateralen Gebiete des Lob. quadr. inf., aber auch auf den oberen Lob. quadr. sup. übergreifend, ist besonders auf den lateralen (dem Brachium conj. zugekehrten) Gebieten ein strahliger, leicht erhabener, über die Rinde ziehender weißlicher Faserzug zu sehen und bis auf die laterale Oberfläche der Kleinhirnbindearme zu verfolgen. Von dieser weißlich strahligen Platte sieht man Faserzüge ausgehen, die sich in noch vorhandene seichte Sulci der Umgebung einsenken. In Farbe und Beschaffenheit ähnliche Züge fielen nur noch nach Abzug der Pia über der auffallend im Umfang verringerten Brücke auf. Dort sind sie teils horizontal, teils vertikal angeordnet und heben sich in ihrer weißlichen Farbe von den gelblicheren queren Brückenfaserzügen makroskopisch ab. Einige dieser weißlichen Züge überbrücken manchmal verhältnismäßig starke Gefäßästchen, die man dann nach Abzug der Pia mühelos unter den Faserzügen hervorziehen kann. Die Hirnschenkel erscheinen verhältnismäßig schmal. Der Übergang von der abnorm schmalen Brücke zur Med. oblong. ist fließend, es fehlt eine scharf markierte Abgrenzung, die Gegend der Pyramidenwülste erscheint verhältnismäßig stark entwickelt, die Oliven sind deutlich sichtbar, aber nicht scharf von den Pyramidenwülsten abgegrenzt. Die Vierhügelplatte ist normal angelegt, ebenso die Rautengrube. Das Rückenmark konnte leider nicht untersucht werden. Der Gefäßverlauf der basalen Hirnarterien ließ keine Anomalien erkennen.

Auf Frontalschnitten sind beiderseits einmal zwischen Putamen und Claustrum, zum andern im Mark kurz vor Beginn der beiden Vorderhörner der Seitenventrikel schmale, etwa 1 cm lange Erweichungsherdchen älteren Datums sichtbar. Rechts

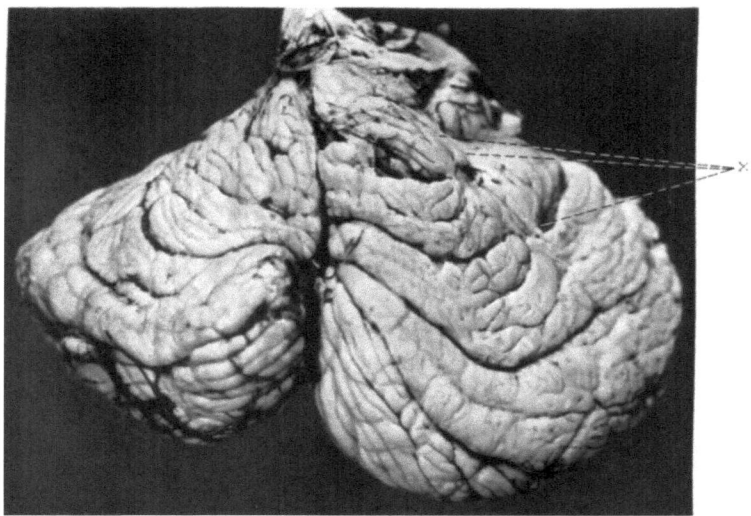

Abb. 4. Pachygyre und verrukös-pachygyre Wülste der dorsalen Oberfläche des Kleinhirns, × abnorm auf der Oberfläche verlaufende Markfaserzüge. Rindenwachstumsstörung. (Fall G.)

findet sich im vorderen Schenkel der inneren Kapsel ein ähnlicher kleiner Erweichungsherd. Die Stammganglien erscheinen normal angelegt, die Ventrikel von gehöriger Größe.

Mikroskopischer Befund. Großhirn: Die Rindenbreite bewegt sich im Spielbereich des Normalen. Das Markscheidenbild zeigt auffallend plump angelegte Markkegel mit abnorm kurzen Nebenästen. Eine abnorm breite, stark ausgeprägte tangentiale Markfaserschicht nimmt die oberen Lagen der Molekularis ein. Die radiäre und horizontale Rindenfaserung ist stellenweise nicht deutlich erkennbar. Stellenweise strahlen nun aus den Markkegeln (oft im Gebiet der Kuppen) kompakte schmale Bündel von Markfasern geschlossen durch die ganze Rindenbreite und gehen im Gebiet der Molekularschicht arkadenförmig in die tangentiale Markfaserlage über (Abb. 5). An anderen Orten wieder (nur im Furchental) dringen andersgeartete Markfaserbündel von der tangentialen Markfaserlage der Lam. I in die oberen Rindenschichten ein und schnüren dort kleinste kugelige Rindengebiete dadurch ab, daß sie diese kapselartig umspinnen.

Die Hirnrinde läßt im allgemeinen eine gewisse ,,Tendenz zur Stratifikation" erkennen. Die einzelnen Laminae sind allerdings nicht überall deutlich nachweisbar. Dabei wird das Bild der Rindenstruktur durch zahlreiche unvollständige Einstülpungen der Molekularschicht (unvollständige Furchenbildung) stellenweise recht unübersichtlich. Verschiedentlich fallen kurze streifenartige ganglienzellärmere Partien, besonders in Lam. IV, auf. Weiterhin zeigt sich eine unscharfe Grenze zwischen Molekularschicht und den tieferen Rindenanlagen. Die Ganglienzellen schieben sich zackenartig, wärzchen- und häufchenartig in die Molekularschicht vor. Zahlreiche verstreute Ganglienzellen sind bis in die obersten Lagen der Lam. I zu finden. Daneben liegen nicht selten in der gleichen Schicht grüppchenartig angeordnete Gliazellkerne. An den Stellen nun, wo die Markfaserbündel die gesamte Rindenbreite durchdringen, ist der Ganglienzellgehalt der Rinde ein sehr geringer

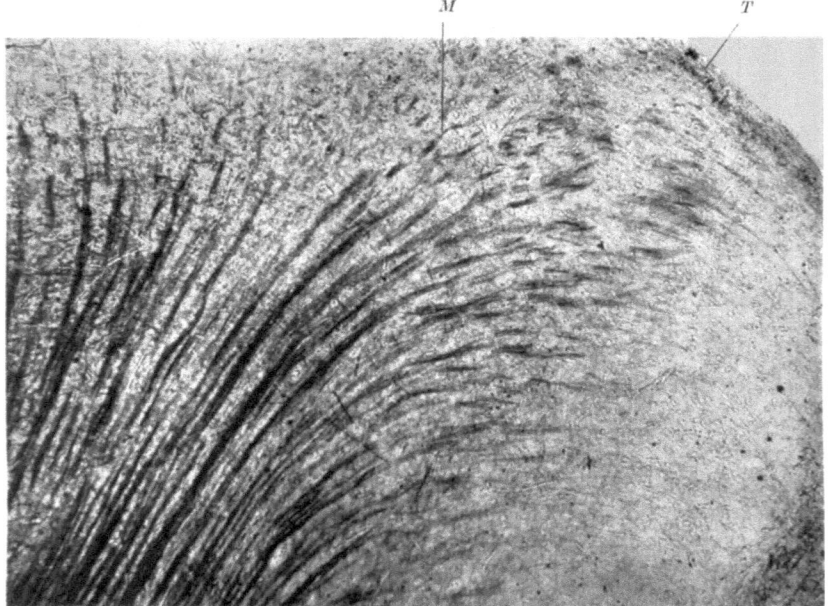

Abb. 5. Abnorm verlaufende Markfaserbündel (M) verlaufen vom Markkegel bis zur tangentialen Markfaserlage (T) in Lam. I (Fall G.)

(Abb. 6), doch sind sie nie völlig frei von Ganglienzellen[1]. Die obersten Rindenlagen in der Nachbarschaft solcher Stellen biegen nicht selten eigenartig zipflig und wärzchenartig in die Molekularschicht ein.

An anderen Orten, an denen die von der tangentialen Markfaserlage ausgehenden Bündel kugelige Rindenteilchen aus den obersten Rindenschichten abschnüren, fallen im *Nissl*-Bild die kugeligen, innerhalb der Rinde liegenden, von einer zellfreien schmalen Zone umgebenen Ganglienzellhäufchen auf. Die Ganglienzellen liegen dabei in der gleichen Richtung wie der Umgebung. Das *Holzer*-Bild läßt eine sich in ihrer Dicke gleichbleibende Gliafaserschicht erkennen, die, wie das Äquivalentbild zeigt, außerhalb der tangentialen Markfaserlage liegt. Von ihr aus ziehen stellenweise meist in der Nachbarschaft von Gefäßen wenige Gliafasern in die tieferen Lagen der Molekularschicht. Im *Nissl*-Bild finden sich eigenartigerweise an solchen Stellen nicht selten Häufchen von Ganglienzellen. Dort jedoch, wo die Markfaserbündel die Rindenbreite durchziehen, konnten keine Gliafasern

---

[1] Siehe Abb. 6, bei +.

gefunden werden. Gestalt, Größe und Struktur der Ganglienzellen zeigten sowohl im *Nissl-* als auch *Bielschowsky*-Präparat keinerlei Abwegigkeiten.

An den Stellen der makroskopisch sichtbaren Erweichungsherdchen fanden sich kleine, auf die Umgebung nicht weit übergreifende Glianarben älteren Datums, Markscheidenlichtungen und nur ganz vereinzelte Pigmentbröckchen. Die Stammganglien zeigten in Form, Struktur und Zellgehalt keine Auffälligkeiten.

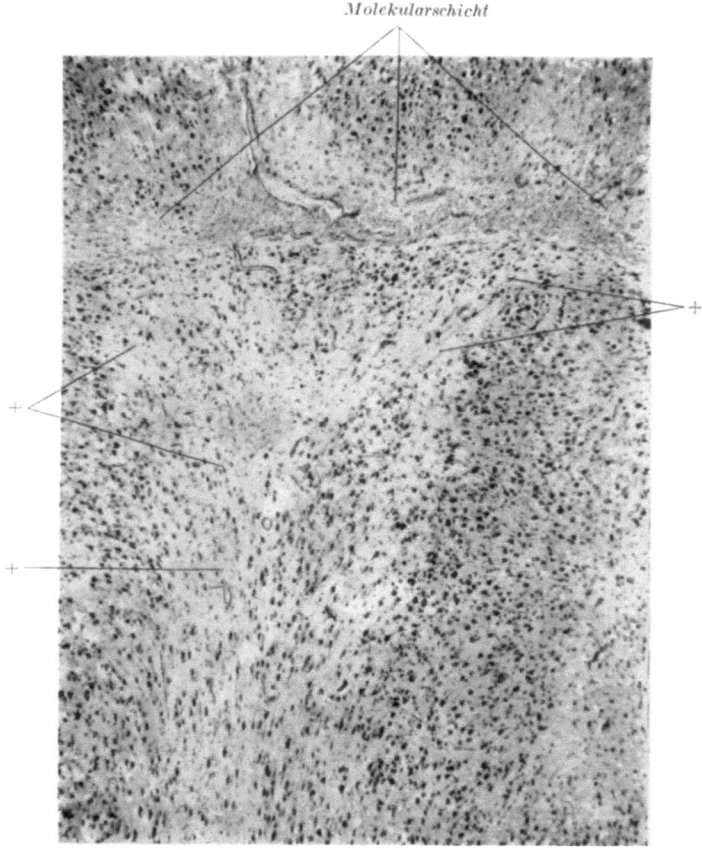

Abb. 6. An der Stelle der abnorm verlaufenden Markfaserbündel geringer Ganglienzellgehalt (+).

Kleinhirn: Die Rindenstrukturstörung in den verrukös-pachygyren Gebieten ist zweifellos wesentlich auffallender als in der Großhirnrinde (Abb. 7). Die sich abnorm einstülpende Molekularschicht überwiegt im ganzen genommen die eigenartig versprengt liegende Masse der inneren Körnerschicht. Auch hier erscheint die Tendenz zur Stratifikation durchaus deutlich. Wir sehen Stellen, wo unter der Molekularschicht die gehörig angelegte Zone der inneren Körnerschicht liegt, während sich in der Grenzzone beider die Lage der *Purkinje-*Zellen verfolgen läßt. An anderen Orten jedoch verdrängt die sich atypisch einsenkende Molekularschicht die Körnerschicht vollkommen und berührt so streckenweise die Markfaserbündel der Markkegel[1]. Dort treten häufig geschlossene Markfaserbündel, statt im Bereich des Markkegels zu bleiben, in die Grenzzone zwischen Körnerschicht und Molekularschicht, und verlaufen zwischen den *Purkinje*-Zellen als abnorm breite tangential verlaufende Markfaserzüge weiter. Dabei ist häufig die Achsenrichtung der *Purkinje*-Neuronen nicht mehr senkrecht, sondern *ebenfalls tangential in Richtung* dieser abnormen Markfasern.

Durch die sich atypisch bogenförmig einsenkende Molekularschicht erscheinen die dadurch unterbrochenen Körnerschichtlagen eigenartig angefressen und angenagt, zum Teil scheinbar verstreut umherliegend. Andere Stellen wieder zeigen,

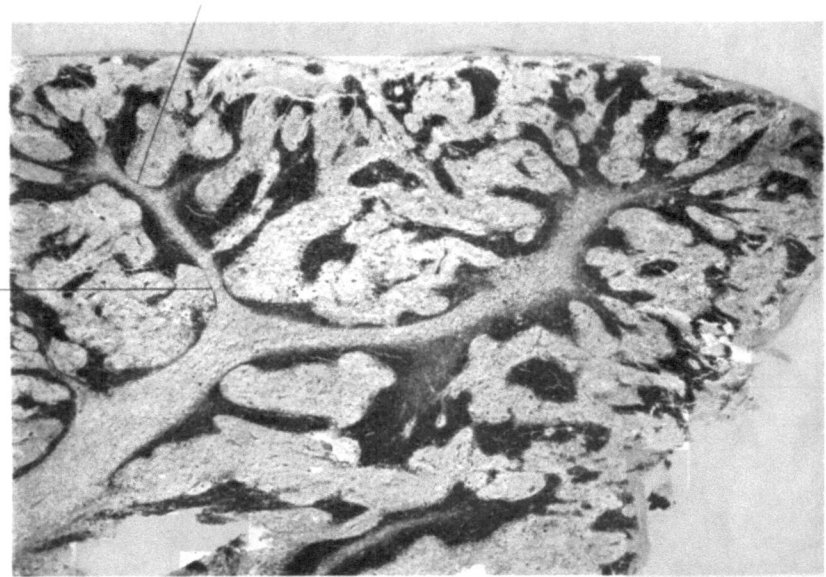

Abb. 7. Fehlstruktur der Kleinhirnrinde (Fall G.). Bei × treten im Markscheidenbild abnorme Markfaserbündel aus den Markkegeln und verlaufen zwischen Molekular- und Körnerschicht. Die Körnerschicht ist an solchen Stellen kaum entwickelt, die Molekularschicht stülpt sich wurmartig ein.

wie fleckweise die Körnerschicht mitten in der Molekularschicht auftaucht und streckenweise sogar der Pia zunächst liegen kann, von der sie dann nicht wie üblich von der Molekularschicht getrennt wird. Auch vereinzelte solcher Fetzen von Körnerschicht sind meist in Randzonen von atypisch gerichteten *Purkinje*-Zellen und stellenweise von umsäumenden Markfaserzügen an der Grenze zur Molekularschicht begleitet.

Dort, wo schon makroskopisch weiße Faserzüge auf der Oberfläche der verruköspachygyren Windungen zu sehen waren, wird das Bild noch komplizierter. Diese Züge, die, wie sich zeigte, aus Markfaserbündeln bestanden, senken sich, auf der Molekularschicht ziehend, in die atypischen Sulci ein und können an einzelnen Stellen in die an der Grenze zwischen Körnerschicht und Molekularschicht zwischen den *Purkinjezellen* ziehende atypisch dicke Markfaserlage übergehen und sich mit

---

[1] Siehe Abb. 7, bei +.

dieser in die Markkegel durch die verschmälerte oder nicht vorhandene Körnerschicht fortsetzen. Das *Holzer*-Bild weist zunächst einmal eine Gliadeckschicht als Abschluß der Molekularschicht auf. Auch die atypischen, auf der Oberfläche liegenden Markfaserbündel sind durchsetzt von einem Gliafasernetz, das, wie auch ein Teil dieser Bündel, in das Velum medullare anterius und die Kleinhirnbindearme übergeht. Auch in den Markkegeln der Kleinhirnbäumchen trifft man stellenweise auf eine leichte, fleckenförmige Gliose um die Gefäßchen, die aber im ganzen geringgradig erscheint.

Der Hirnstamm wurde zunächst einmal nicht an einer Serie untersucht und nur ein Überblick an Hand von Schnitten aus verschiedenen Höhen gewonnen. Auf Schnitten durch die normal konfigurierten Oliven liegen eigenartigerweise die beiden geschlossenen Pyramidenbündel innerhalb des Stratum interolivare (Abb. 8), das dadurch verschmälert und nach dorsal gedrängt erscheint. An der Stelle der zu erwartenden Lage der Pyramidenbündel finden sich die Oliven von einem Komplex von Brückenkernen und spärlichen Brückfasern, die sich ähnlich Büscheln zerzauster Haare durchflechten, umgeben. Nach außen sind sie überdeckt von einem schmalen Streifen dichter Gliose. Oralwärts von den Oliven setzen sich die beiden Pyramidenstränge fort, ohne durch die queren Brückenfasern in einzelne Bündel zerteilt zu werden, sondern unverändert in der Form, wie sie im Stratum interolivare zu sehen waren. Stellenweise kommen sie dabei dicht an den ventralen Brückenrand zu liegen, ohne daß sie etwa von

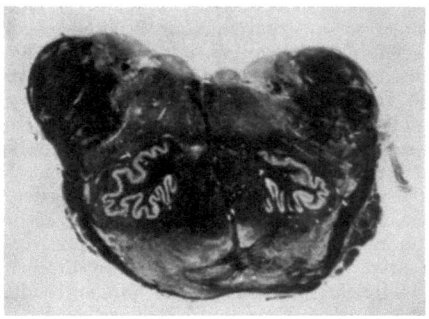

Abb. 8. Abnormer Verlauf der Pyramidenfasern im Stratum interolivare (Fall 6).

superfiziellen Brückenfasern umgeben würden. Eine Teilung in obere und tiefe quere Brückenfaserlagen ist überhaupt nicht möglich, stattdessen ein Gewirr vorwiegend quer gerichteter Faserzüge. Dazwischen liegen nur spärliche, unregelmäßig gelagerte Fetzen von Brückenkernen. Die beiden Pyramidenbündel gehen nun geschlossen beiderseits in den Hirnschenkelfuß über. Dieser ist wie erwähnt erheblich reduziert und ist ebenso wie die Brücke von einem schmalen dichten Gliafilz umgeben, der sich im Gebiet der Fossa Tarini beträchtlich tief dorsalwärts einsenkt.

Fall J. (Deutsche Forschungsanstalt für Psychiatrie München 106/30). Keine erbliche Belastung bekannt. Wurde nicht gestillt. Zahnen mit $1^{1}/_{2}$ Jahren, konnte nie gehen und sprechen. Seit Geburt körperlich sehr schwach, nie Krämpfe. Kann den Kopf nicht heben, nicht gehen, nicht sitzen. Statische Funktionen fehlen ganz. Tief idiotisch, liegt meist mit geballten Fäusten im Bett, spielt nicht, ahmt nicht nach, Tag und Nacht unrein. Fixiert zwar, es ist aber nicht wahrscheinlich, daß es erkennt. Häufiges Schreien und Wimmern.

Körperlicher Befund: Mikrocephalischer, mißgestalteter Kopf. Prognatie. Größter Stirnumfang viel zu klein. Hirnschädel vorne etwas in die Höhe gestaucht. Mit 4 Jahren Körperlänge 80 cm. Schädelumfang 42 cm. Rachitische Thoraxdeformation, Säbelbeinchen. Er starb mit 17 Jahren in der Anstalt Schönbrunn.

Zunächst die Zusammenfassung der mir zugängigen makroskopischen Beschreibung des Gehirns, das ich selbst nur nach vorhandenen Photographien makroskopisch betrachten konnte: Das mikrencephale Gehirn befindet sich in ähnlicher Weise wie das des Falles G. im Zustande einer nahezu generalisierten Mikropolygyrie. Auch hier ein blumenkohlähnliches Oberflächenbild, auch hier verruköse Pachygyrien (z. B. Fall 1), verrukös veränderte normal breite Windungen und verruköse Mikrogyrien. Diese Veränderungen sind hier vorwiegend betont im dorsalen Bereich des Frontallappens und rings um die *Sylvii*sche Grube. Gyri recti. Temporalpole und Occipitalregion sind am geringsten, stellenweise gar nicht betroffen. Das linke Kleinhirn ist bedeutend kleiner als das rechte. Die Kleinhirnwindungen sind im allgemeinen wohlgestaltet, mit Ausnahme dorsaler Gebiete (Lob. quadr. und Lob. semilun. sup.), wo stellenweise Windungsveränderungen im Sinne einer Mikropolygyrie deutlich werden. Brückenfuß, Pyramiden und Hirnschenkel sind auffallend verschmälert. Die Brückenhaube stellt den größten Teil der Brücke dar.

Mikroskopischer Befund. Großhirn: Die Rindenstruktur des äußerlich doch verhältnismäßig dem Falle G. so ähnlichen Falles zeigt jedoch gegenüber diesem ein wesentlich anderes Bild. Auch hier zwar eine, wenn auch wesentlich stärkere und ausgeprägtere tangentiale Markfaserlage in der Molecularis. Außen davon eine ähnliche Gliafaserschicht. Auch hier können wir aus den kurzen Markkegeln geschlossene Markfaserbündel durch die Rindenbreite nur tangentialen Markfaserlage ziehen sehen. Auch hier finden wir Stellen meist im Gebiet der Furchentäler, wo durch umgreifende Markfaserzüge kleine kugelige Abschnürungen von Rindensubstanz aus den obersten Schichten entstehen. Auch hier unscharfe Grenze zwischen Lam. I und II mit wärzchenartigen Vorbuckelungen von Ganglienzellhäufchen. Was jedoch dem Rindenbild auf dem Querschnitt das auffallendste Charakteristicum verleiht, ist die Teilung der Rinde durch einen zellarmen Streifen, der etwa in Höhe der vierten Rindenschicht liegt (Abb. 9). Allerdings ist nicht überall seine Lage eindeutig feststellbar, da nicht selten die Rindenschichtung verwischt erscheint, stellenweise 4-Schichtentyp. Unter diesem zellichten Streifen liegt eine Ganglienzellschicht, welche die zahlreichen Windungen der übrigen Rinde, wenn auch abgeschwächt mitmacht. Diese unterste Ganglienzellschicht erscheint nun nicht überall als geschlossenes Band, sondern läst sich stellenweise in zahlreiche beieinander liegende eiförmige oder kugelige, teils mehr längliche Ganglienzellhäufchen auf, die von Markfaserzügen umschlossen sind. Dabei finden sich im Gebiet der Furchentäler vorwiegend längliche und streifenförmige, immer in Markkegelrichtung liegende Häufchen. Da wo eine derartige Auflösung dieser untersten Ganglienzellage statthat, ist zwar die Rinde teilende zellichte Streif nicht mehr so gut zu verfolgen wie in Gebieten einer mehr geschlossenen untersten Zellage, doch läßt sich z. B. bei der Betrachtung eines Frontalschnittes durch die Hemisphäre zweifellos überall die Zweiteilung der Rinde durch einen zellichten Streif als einheitliche Grundstörung verfolgen. Schließlich erscheinen nun noch die Stellen bemerkenswert, an denen sowohl die oberen Rindenschichten durch (von der tangentialen Markfaserlage ausgehende) Markfaserzüge in einzelne beieinander liegende Ganglienzellhäufchen aufgeteilt werden, andererseits eine gleiche Auflockerung in Häufchen innerhalb der untersten Rindenlage stattgefunden hat. Dort findet man nicht selten eine völlige Auflösung der Rinde in mehr oder weniger kugelige Gebilde, die der Rinde im Markscheidenbild ein marmoriertes Aussehen verleihen. Beim Übergang der fehlentwickelten Rinde in die einigermaßen entwickelte Rinde des Gyrus cinguli sieht man eindeutig, daß der zellichte Markfaserstreif in der Höhe des *Baillarger*schen Streifens übergeht.

Kleinhirn: Die Kleinhirnrinde nun zeigt im Prinzip das gleiche Bild wie beim Falle G., so daß auf eine nochmalige Beschreibung verzichtet werden kann. Nur ist bemerkenswert, daß die Störung hier nicht in dem Ausmaße aufgetreten war und die atypischen schon makroskopisch sichtbaren strahligen auf der Oberfläche der Rinde liegenden Markfaserzüge hier fehlten. Auch hier waren eine auffallende Aplasie corticospinaler Bahnen, aber keine Verschiebungen und Anomalien im Bereich der Brücke und Med. obl. wie beim Falle G. vorhanden.

640   Hans Jacob:

Es handelt sich also bei beiden Fällen dem Windungstyp nach um das Bild einer nahezu generalisierten Mikropolygyrie mit pachygyrischen bzw. verrukös pachygyrischen Windungen des Großhirns mit gleichartigem Befallensein dorsaler Anteile des dazugehörigen Kleinhirns. So bestätigt sich auch hier wieder die Ansicht Bielschowskys,

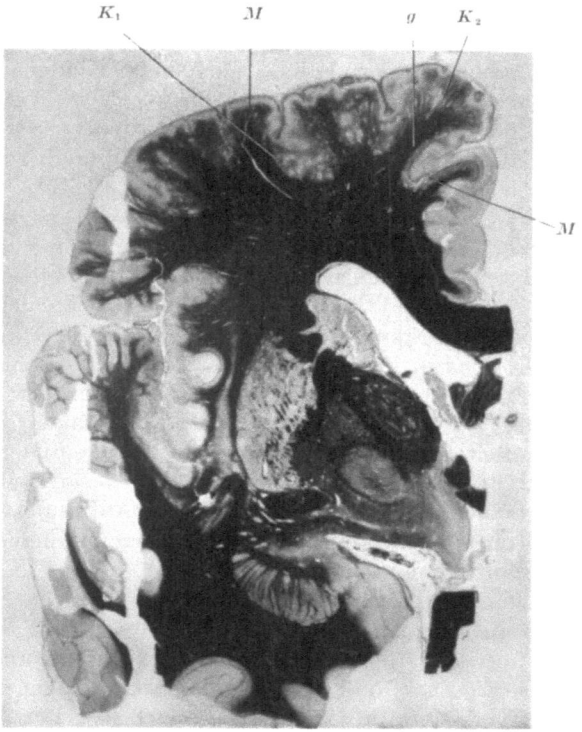

Abb. 9. Rindenwachstumsstörung beim Fall J.: Die durch einen Streifen tangential verlaufender Markfasern (M) abgetrennte unterste Rindenschicht erscheint einmal als geschlossener Streifen (g), an anderen Stellen als Konglomerat kleinster heterotopischer Kügelchen (K) (im Furchengrund meist kugelig K_1, im Kuppengebiet oft länglich K_2).

daß dem makroskopischen Bilde der „Mikropolygyrie" weitgehend verschiedene Strukturveränderungen der Hirnrinde zugrunde liegen können. Die verdickte Tangentialmarkfaserlage in Lam. I, die unscharfe Abgrenzung zwischen Lam. I und II, kleine heterotopische Kugeln in den obersten Rindenlagen und die die Rinde geschlossen durchdringenden Markfaserbündel wurden bei beiden Fällen beobachtet. Beim Falle G. aber erschöpft sich (abgesehen von dem oft verwaschenen Schichtenbau mit unregelmäßig auftretenden streifenartigen Lücken und den unvollständigen Furchenbildungen) die Fehlbildung in diesen Strukturen. während beim Falle J. als auffälligste Störung die Teilung der Rinde durch einen in Höhe der Lam. IV liegenden zellarmen Markfaserstreifen erschien. Die unter diesem Markfaserstreifen liegenden Rindenschichten traten streifenartig oder als nebeneinander liegende kugelige, durch Markfaserzüge voneinander getrennte Heterotopien auf.

Der Fall G. zeigt der Rindenstruktur nach weitgehende Ähnlichkeiten mit dem Falle 3 von *Bielschowsky*. Die Verwandtschaft bezieht sich aber nicht auf die Ausbreitung der Störung oder auf die Art der atypischen Windungen. Der Fall J. ähnelt der Rindenstruktur nach den Fällen von *Otto* (1892) und Fall 2 von *Bielschowsky*. Auch hier finden sich lediglich in der Rindenstruktur der mikropolygyrischen Gebiete Ähnlichkeiten, der Gesamtprozeß der Fehlentwicklung aber ist bei beiden ein ganz verschiedener (s. S. 627).

Erstmalig beobachtete *Otto* in seinem Fall von partieller Mikropolygyrie mit Fehlentwicklung der Rinde im Sinne einer vorwiegenden 4-Schichtung (3. Schicht: zellarmer Streifen mit zahlreichen horizontal verlaufenden Achsenzylindern) das Auftreten von schmalen Markfaserstreifen, die aus den Markkegeln bis an die Oberfläche der Rinde strahlten. Auch *Bielschowsky* hat in seinem Falle 3 ähnliche Befunde erheben können. Es ergibt sich also angesichts dieser und unserer beiden Fälle, daß der abartige Verlauf geschlossener Markfaserbündel durch die gesamte Rindenbreite, ähnlich der verdickten tangentialen Markfaserlage in Lam. I bei verschiedenen Typen in der Gesamtfehlentwicklung der Rinde [4-Schichtentyp, Übergänge bis zur Auflösung der Rinde in kleine heterotope (?) Ganglienzellgruppen, einigermaßen erhaltene 6-Schichtung] auftreten können.

Die Fälle von Großhirnmikropolygyrie, die ähnliche Störungen im Kleinhirn zeigen, scheinen, wenn man die Gesamtzahl der veröffentlichten Fälle übersieht, nicht allzu häufig zu sein. Im allgemeinen gewinnt man den Eindruck, daß bei generalisiertem Befallensein des Großhirns das Kleinhirn stets, und zwar stets und bisher nur in seinen dorsalen Anteilen befallen wurde. (Sämtliche 4 in der Tabelle angeführten Fälle.) Dabei erscheint die Tatsache auffallend, daß bei unterschiedlichen Typen der Rindenfehlentwicklung im Großhirn, die Kleinhirnrindenstruktur immer nur das gleiche Bild der Fehlentwicklung zeigt. Dieser Befund berechtigt zu der Annahme, daß die Kleinhirnrinde im Gegensatz zur Großhirnrinde in einem gewissen Zeitabschnitt der Fetalperiode (teratologische Terminationsperiode für die verschiedenen Typen der Großhirnrindenfehlentwicklung) nur mit ein und derselben Fehlstruktur als Reaktion auf eine Störung in der Rindenproliferation antworten kann. Übereinstimmend mit *Bielschowsky* können wir zwar als weiteres Charakteristicum der cerebellaren Mikrogyrie gegenüber der cerebralen den ganz unvermittelten Übergang vom kranken zum normalen Gewebe annehmen, während der Fall G. zeigt, daß die cerebellare Mikrogyrie nicht nur „herdförmig", sondern ziemlich ausgebreitet in

Erscheinung treten kann. Wie der gleiche Fall zeigt, können derartige Dysgenesien sowohl in paläo- als auch neocerebellaren Anteilen vorkommen. Nur eine eingehende Analyse eines jeden Falles und eine derart vergleichende Betrachtung der Fehlstrukturen im Groß- und Kleinhirn werden in Zukunft ermöglichen, die von *Bielschowsky* aufgezeigte Reihe möglicher Rindenstrukturstörungen bei vorwiegend mikropolygyrischem Windungsrelief zu vervollständigen, und ,,so zur Erkennung formbestimmender Faktoren der Mißbildung" führen können.

Bei diesen Störungen in der Rindenproliferation scheinen nun, wie *Bielschowsky* zeigt, ,,alle von einer mikropolygyrischen Rindenregion ausgehenden Fasersysteme einer Wachstumshemmung" zu unterliegen. Häufig finden sich also sowohl bei partiellen als auch bei generalisierten Störungen Aplasien vorwiegend im Brücken- und Hirnschenkelfuß, im Bereich der Pyramidenwülste und der Pyramidenbahnen des Rückenmarks deutlich ausgeprägt (Fälle von *Otto, Anton, Bielschowsky, Fortanier* und *Rabinowitsch*). Bei unserem Falle G. ist es sogar zu auffallenden Anomalien und Verschiebungen nicht nur im Verlaufe der Pyramidenbahnen, sondern auch der Brückenfasern gekommen.

Zum Verständnis der diesen Mißbildungsgruppen zugrunde liegenden abartigen Entwicklungsprozesse ist natürlich die Kenntnis der formalgenetischen Faktoren innerhalb des gesunden Gehirns während der Fetalperiode notwendig.

Hier sollen nur die Faktoren genannt werden, von denen die normale Gestaltung von Furchen und Windungen abhängig ist:

1. nahezu abgeschlossene Migrationsperiode,
2. bereits vollständig angelegte Grundstruktur der späteren tiefen Markstrata (*His*sche streifige und Übergangsschichten),
3. ungleiches Wachstum der Zwischenschicht, d. h. ungleiche Proliferationspotenz des fetalen Zwischenschichtzellmaterials (unter den Windungskuppeln stärker als unter den Windungstälern),
4. ungleiche ,,Proliferationspotenz" *(Bielschowsky)* der in die Rindenkeimzone des Hemisphärenmantels gelangten Neuroblasten (vielleicht von der Vascularisation der Rindensubstanz abhängig *(Ranke, Bielschowsky)*,
5. ungleiche Verteilung der Zellen der superfiziellen Körnerschicht und der *Cajal*-Zellen (im Furchental gehäuft).

Bei der *ausgedehnten symmetrischen Migrationshemmung* kommt es anscheinend zu einer überall gleichmäßigen Hemmung der Neuroblasten während ihrer Wanderung und vermutlich oft zu einer überall gleichmäßigen Beeinträchtigung der Dickenausdehnung der gesamten Zwischenschicht. Beides führt dann zu einem gleichmäßig durch den größten Teil des Hemisphärenmantels ziehenden heterotopischen Streifen und zu einer verminderten Dickenausdehnung der Hemisphären (Mikrencephalie, verschmälerte tiefe Markstrata). Diese gleichmäßige Hemmung kann so stark sein, bzw. so frühzeitig eingesetzt haben, daß es sogar zur unvollkommenen Bildung der primären Furchen (F. Sylvii, F. calc.) oder nicht einmal zur regelrechten Anlage der Hisschen streifigen und Übergangsschichten (also der späteren tiefen Markstrata) kommt. Im letzteren Falle ist die teratologische Terminationsperiode vor den 3. Monat zu setzen. Sehr häufig bleiben nun fast immer die gleichen Gebiete des Hemisphärenmantels von der Bildung des heterotopischen Streifens verschont und zeigen dort eine Rinde, die der Norm wesentlich näher steht als die der Umgebung. Es handelt sich meist um das Markrindengebiet der Fissura calcarina, des Hippocampus, des gesamten Gyrus cinguli und eventuell basomedialer Windungszüge Anscheinend sind es vorwiegend solche Gebiete, die während der fetalen Entwicklung (wie man sich leicht an Präparaten der fraglichen Zeit überzeugen kann) die dünnsten Stellen des Hemisphärenmantels darstellen. Wir wissen nun, daß u. a. die Richtung der Migration an verschiedenen Stellen des Hemisphärenmantels verschieden ist *(Filimonoff)*. Zweifellos ist auch die verschiedene Dicke der Hemisphärenwand, also die verschiedene Entfernung von der ventrikulären Matrix zum Randschleier (Dicke der Zwischenschicht) nicht ohne Einfluß auf die Art der Migration. Entweder muß das Tempo an den dünnen Stellen ein langsameres sein, um einen gleichzeitigen Abschluß der Migration innerhalb des gesamten Hemisphärenmantels zu gewährleisten, oder aber ist die Migration an den dünnen Stellen eher abgeschlossen als an Orten mit dicker Zwischenschicht. Ohne eine dieser Annahmen wäre uns der Vorgang nicht verständlich. *Wir schließen daraus zunächst nur, daß die Migrationsverhältnisse an den dünnen Stellen des Hemisphärenmantels andere sein müssen als an den dicken. Die häufigen Befunde des Verschontbleibens der dünnen Stellen des fetalen Hemisphärenmantels bei A. S. M. erklären sich unseres Erachtens zwanglos aus dieser rein formalgenetisch bedingten Verschiedenheit.*

Bei der circumscripten Migrationshemmung kommt es im Gegenteil zu einer örtlich scharf umschriebenen Hemmung der Neuroblasten während ihrer Wanderung und zu einer örtlich ebenso scharf umschriebenen Beeinträchtigung der Dickenausdehnung des fetalen Hemisphärenmantels, der nun an umschriebener Stelle im Wachstum gegenüber seiner Umgebung relativ zurückbleibt. Das hat einerseits das Liegenbleiben des wandernden Neuroblastenmaterials zur Folge, andererseits aber das relative Zurückbleiben der fetalen Rindenanlage, d. h. der Rinde. So führen circumscripte Migrationshemmung und circumscriptes Zurückbleiben des Zwischenschichtwachstums zu verfrühter Furchenbildung, d. h. zu „versenkten" Windungskomplexen mit umgebenden Heterotopien. Der Ausdruck „versenkte" Windungen wäre dann richtiger zu ersetzen durch die Bezeichnung „steckengebliebene" Windungen.

Die Bildung dieser steckengebliebenen Windungen hat in mancher Hinsicht gewisse formalgenetische Ähnlichkeiten mit der normalen Bildung von sog. Primärfissuren (Fiss. Sylvii, Fiss. calcar.). Bei letzterem ist ja auch charakteristisch:
1. der Beginn der Bildung vor Abschluß der Migrationsperiode,
2. die Verschmälerung der tiefen Markstrata in dem unterhalb des Furchengrundes liegenden Markbezirk,
3. die relative Hemmung des unter dem späteren Furchengrunde liegenden Zwischenschichtbezirkes gegenüber der Umgebung.

Sobald bei der circumscripten Migrationshemmung die tiefen Markstrata verdrängt sind und abnorm verlaufen, erscheint die Annahme berechtigt, die teratologische Terminationsperiode ebenfalls vor den 3. Fetalmonat zu setzen. Die nicht selten beobachtete Fehlanlage der Fiss. Sylvii beim Vorhandensein frühfetaler Porusbildungen oder steckengebliebener Windungskomplexe rückt dadurch in ein ganz anderes Licht.

Bei der frühfetalen Porusbildung haben wir einen formalgenetisch weitgehend ähnlichen Vorgang. Auch hier örtlich scharf umschriebene Hemmung der Neuroblasten während ihrer Wanderung, Beeinträchtigung der Entwicklung der tiefen Markstrata. Nur findet sich an der Stelle, an der die relative Zwischenschichthemmung zu einem Komplex steckengebliebener Windungen führte, eine totale Kontinuitätsunterbrechung der ganzen Hemisphärenwand durch eine Spaltbildung. Aber auch hier finden wir als Ausdruck der dadurch hervorgerufenen relativen Wachstumshemmung einer umschriebenen Stelle der fetalen Hemisphärenwand „steckengebliebene" Windungszüge und Heterotopien in der Umgebung des Porusspaltes. Häufig bleibt beträchtliches Zellmaterial an der Stelle der früheren Matrix liegen und wölbt sich ventrikelwärts vor, da es durch die umschriebene Störung im fetalen Hemisphärenmantel von der Migration ausgeschlossen wird (Abb. 2).

Wenn wir so den formalgenetischen Vorgang sowohl bei der Bildung der „versenkten" bzw. steckengebliebenen Windungen, aber auch derart gestalteter frühfetaler Porusbildungen in einer circumscripten Zwischenschicht- und Migrationshemmung sehen, nähern wir uns in einigen Punkten einer Ansicht über die Porusentstehung, wie sie u. a. von *Marchand, Schattenberg* und *v. Kahlden* vertreten haben. Danach ist die Porencephalie das Resultat einer Entwicklungshemmung, und zwar allgemein ausgedrückt das eines Stillstandes des Dickenwachstums, an einer Stelle des Hemisphärenmantels, während benachbarte Teile überragen. Zum Unterschied zu diesen Autoren halten wir den Vorgang einer umschriebenen Migrationsstörung und Hemmung des Zwischenschichtwachstums sowohl für die Komplexe steckengebliebener Windungen als auch für die trichterartigen Porusbildungen eben nur dann für erwiesen, wenn die charakteristischen begleitenden Heterotopien vorhanden sind[1]. Außerdem ist unseres Erachtens damit

---

[1] Die spätfetalen Porusbildungen, insbesondere die eigentlichen prozeßhaft bedingten (häufig geburtstraumatisch) Porusbildungen sollen hier nicht berücksichtigt werden.

nur etwas über den formalgenetischen Vorgang gesagt und nichts über die kausalen Momente. Das nicht seltene Vorkommen beider Fehlbildungsformen innerhalb eines Falles und die ähnliche formale Genese legt die Vermutung nahe, daß es sich auch um kausalgenetisch ähnliche Vorgänge handelt. Zum Unterschied zur A. S. M. liegt ein örtlich umschriebener an einer oder verschiedenen Stellen des Hemisphärenmantels auftretender Hemmungsvorgang vor, der das eine Mal eine steckengebliebene Windung, das andere Mal einen frühfetalen Porus entstehen läßt[1]. Dabei hatten wir aus der Fülle der Fälle mit meist partieller Mikropolygyrie diejenigen in die Gruppe mit circumscripter Migrationshemmung aufgenommen, die diese Rindenproliferationsstörungen in der Umgebung steckengebliebener Windungen und frühfetaler Porusbildungen zeigten. Da der Vorgang der circumscripten Migrationshemmung viel früher eingetreten sein muß als die Bildung der Rindenstrukturstörungen in der Umgebung, erscheint die Annahme berechtigt, daß die letzteren durch die erstere bedingt sind. Wir fassen also die bei den Fällen mit C. M. in der Umgebung auftretende Mikropolygyrie genau so wie die Anomalie der Lappenbildung u. ä. als Folgezustand der zeitlich vorher einsetzenden Migrationshemmung auf.

Diesen beiden sehr frühzeitig entstehenden Mißbildungsgruppen steht nun die Gruppe der Fälle gegenüber, die sich im Gegensatz dazu als *eigentliche Rindenwachstumsstörungen* kennzeichnen. Die Entstehungszeit fällt hier in die Zeit des Sistierens der Migration. ,,Das Wachstum der Rinde vollzieht sich nun lediglich auf Grund der Proliferationspotenz'' des Rindenzellmaterials *(Bielschowsky)*. Auch hier erscheint der Windungstyp eigentlich nur als fakultatives Zeichen im Hinblick auf den gesamten Fehlentwicklungsprozeß. Wenn wir auch gewisse Unterschiede zwischen der Pachygyrie bei A. S. M. und der Pachygyrie (verruköse Pachygyrie) bei eigentlichen Rindenwachstumsstörungen finden können, besagt doch eben bei einander ähnlichen Bildern das Vorhandensein einer Pachygyrie zunächst nichts über die Zugehörigkeit zu einer der 3 Gruppen. Bekanntlich besagt auch ein normaler Windungstyp über die Struktur der darunter liegenden Rinde nichts. Lediglich das zugrunde liegende Gesamtbild der Fehlentwicklung läßt entscheiden, welcher Gruppe es zugehört und damit welche formalgenetische Faktoren, bzw. welche teratologische Terminationsperiode die Hirnmißbildung bedingten. Während bei den beiden ersten Gruppen entweder nur symmetrisches ausgedehntes (A. S. M.) oder nur einfaches oder multiples circumscriptes Auftreten der Störung (C. M.) charakteristisch ist, sind bei den später einsetzenden Rindenwachstumsstörungen beide Möglichkeiten gegeben.

---

[1] Die Ähnlichkeit solcher Vorgänge hat schon früher *Oekonomakis* hervorgehoben, doch kommt er zu anderen Schlüssen, denen wir keineswegs in allem zustimmen können und auf die hier nicht näher eingegangen werden kann.

Kausalgenetisch läßt sich aus der verschiedenartigen formalen Entwicklung nur etwa folgendes schließen. Bei der ausgedehnten symmetrischen Migrationshemmung muß entweder eine Noxe fast auf das gesamte ventrikuläre Keimlager bzw. auf die von ihm abwandernden Neuroblasten einwirken, oder die gesamte ventrikuläre Matrix muß von vornherein keimgeschwächt sein. Dabei scheinen in seltenen Fällen in den dorsalen Kleinhirngebieten ähnliche Vorgänge stattzuhaben. Bei der circumscripten Migrationshemmung muß dagegen der Angriffspunkt der Noxe oder die Anlageschwäche des Keimlagers nur in einer oder mehreren umschriebenen Stellen des Keimlagers liegen. Also bestehen sowohl formalgenetisch wie kausalgenetisch zweifellos beträchtliche Verschiedenheiten bei etwa gleicher teratologischer Terminationsperiode.

Im Gegensatz zu den ersten beiden Gruppen liegt bei den Rindenwachstumsstörungen der Ansatzpunkt der Störung nicht in den ventrikulären bzw. tiefen Zwischenschichtanteilen der Hemisphärenbläschen, sondern vermutlich in der fetalen Rindenanlage selbst. Der Angriff der Noxe bzw. die Auswirkung einer Keimschwäche kann sowohl über der ganzen Hemisphäre als auch örtlich beschränkt erfolgen. Da es sich hier um eine Fetalperiode handelt, in der anscheinend die Phasen der Rindenentwicklung sehr rasch aufeinander folgen, möchten wir annehmen, daß die zahlreichen Typen der Rindenstrukturstörungen nicht durch die Verschiedenartigkeit der Schädigung, sondern durch das jeweilige Betroffensein verschiedenartiger Terminationsperioden bedingt sind. Auch die erwähnten, sich immer gleichbleibenden Fehlstrukturen der Kleinhirnrinde bei verschiedenen Fehlstrukturen der Großhirnrinde sprechen für unsere Annahme.

Bei einigen Fällen dieser letzten Gruppe nun finden sich (wie z. B. bei unserem Falle G.) zweifellos außer der eigentlichen Entwicklungsstörung noch histologische Veränderungen (Gliafaserwucherungen, Gliazellherdchen, kleine cystische Erweichungsherdchen u. ä.), die daran denken lassen, daß eventuell sekundär noch ein destruktiver, prozeßhafter Vorgang eine Rolle gespielt hat. *Brun* glaubt zwar von den eigentlichen ulegyrischen Windungsbildungen (unechte, ,,pathologische Mikrogyrie", Sklerose) eine sog. ,,primäre Ulegyrie" abgrenzen zu können. Diese primäre (im Gegensatz zu der sekundären) Ulegyrie versucht er aus einer vikariierenden, kompensatorischen Gliaentwicklung an der Stelle des in seiner Entwicklung gehemmten und nicht zur Differenzierung gekommenen spezifischen Nervengewebes herzuleiten. Natürlich kann es im Einzelfalle sehr schwierig sein, die derartig kompensatorisch entstandene von einer durch sekundär prozeßhafte Vorgänge bedingten Gliafaserentwicklung zu scheiden. In unserem Falle G. wird man allerdings eher an die letztere denken müssen. Eine derartige Unterscheidung ist aber gerade deshalb von besonderer Wichtigkeit, weil die

Untersuchungen von *Scholz* gezeigt haben, daß die mit epileptischen Insulten verknüpften funktionellen Kreislaufstörungen durchaus zu dem Bilde derartiger Gliafaserwucherungen, insbesondere auch der falschen Mikrogyrie, d. h. der Ulegyrie, führen können. Sowohl die Ammonshorn- als auch die Läppchensklerose sind nach *Scholz* als Spezialformen dieser Windungsschrumpfung aufzufassen. Wir können also unter Umständen derartige (in Gebieten entwicklungsgestörter Rindenstruktur befindliche) Gliafaserwucherungen als durch die (mit epileptischen Insulten verknüpften) funktionellen Kreislaufstörungen bedingt erachten. Ätiologisch und kausalgenetisch läßt sich wohl kaum weiteres Gesichertes sagen.

Versuchen wir schließlich durch vergleichende Betrachtung der klinischen Bilder der anatomisch verschiedenen Gruppen gewisse verwertbare Anhaltspunkte zu finden: In der Gruppe mit A. S. M. können wir sowohl mikrocephalische als normal große Schädelbildung finden. In der überwiegenden Zahl der Fälle findet sich Schwachsinn bzw. Idiotie vereinigt mit dem Auftreten epileptischer Anfälle. Nur in anscheinend seltenen Fällen finden sich klinisch Beugekontrakturen, spastische Paresen, das Bild einer cerebralen Kinderlähmung. Amaurose wurde bisher nur in einem Falle beobachtet, bei dem die Anlage der Primärfissuren, insbesondere der Calcarina von der Störung mitbetroffen war. Anscheinend handelt es sich aber dann stets um weniger lebensfähige Individuen, im allgemeinen schwankt das Lebensalter zwischen $1/2$ und 33 Jahren. Auch bei der Gruppe mit C. M. können wir sowohl mikrocephalische als normal große Schädelbildung finden. Das Todesalter liegt anscheinend im Durchschnitt höher, als das der vorigen Gruppe. Mit Ausnahme des schwerstgestörten Falles von *Bielschowsky* finden wir häufig eine recht lange Lebensdauer (die Mikrocephalin Cäcilia Gravelli wurde 49 Jahre alt[1]). Auch hier liegen klinisch meist Idiotie und epileptische Krampfanfälle vor. In einer unserer Fälle trat die Störung familiär auf.

Im Gegensatz zu diesen beiden genetisch frühzeitiger beginnenden Mißbildungsgruppen finden wir bei den circumscripten und generalisierten Rindenproliferationsstörungen wesentlich vielgestaltigere klinische Bilder. Auch hier handelt es sich entweder um mikrocephalische oder normal große Schädelbildungen. In unserem Falle G. kann man sogar schon von einer Makro- und Makrencephalie sprechen. Neben dem Vorliegen eines mehr oder weniger hochgradigen Schwachsinns finden wir häufig Störungen im Sinne einer cerebralen Kinderlähmung, Gangstörungen, Kontrakturen u. ä. m. Zum Unterschied zu den ersten beiden Gruppen werden epileptische Anfälle seltener beobachtet. Auch hier schwankt das Lebensalter zwischen 3 Jahren und höheren Lebensaltern. Selbst bei generalisierter Ausbreitung über Groß- und Klein-

---

[1] Beschrieben von *Hilty*.

hirn kann ein Lebensalter einerseits von 4 Jahren, andererseits aber von 16—25 Jahren erreicht werden. Auch die Schwere der Rindenstrukturstörung besagt anscheinend über die Länge der Lebensfähigkeit nichts. Bezüglich der Fälle, bei denen (Fall G.) neben der Entwicklungsstörung eine prozeßhafte Erkrankung eine Rolle gespielt hat, verdanke ich einer Mitteilung von Herrn Prof. *Scholz* den Hinweis, daß man einmal mit derartigen destruktiven Hirnveränderungen vorwiegend in allen den Fällen rechnen muß, bei denen in früher Jugend epileptische Krämpfe aufgetreten sind, und daß zum anderen die Möglichkeit durchaus besteht, daß derartige prozeßhafte Vorgänge das klinische Bild mehr oder weniger weitgehend mitgestalten können.

Literaturverzeichnis.

Bielschowsky: J. Psychol. u. Neur. **22** (1918); **30** (1923). — *Borda:* Ref. Zbl. Neur. **69**, 77 (1934). — *Brun:* Schweiz. Arch. Neur. **1**, 61 (1917); **2**, 48 (1918); **3**, 13 (1918). — *Brunschweiler:* Schweiz. Arch. Neur. 1927. — *Ehrhardt:* Allg. Z. Psychiatr. **71** (1914). — *Filimonoff:* J. Psychol. u. Neur. **39** (1929). — *Finley* u. *Zimmermann:* Arch. of Neur. **27** (1932). — *Fortanier:* Z. Neur. **142** (1932). — *Hilty:* Arb. hirnanat. Inst. Zürich **1906**. — *Jacob:* Z. Neur. **155**, H. 1 (1936); **156**, H. 4 (1936). — *Koch:* Beitr. path. Anat. **97**, H. 2 (1936). — *Lange, C. de:* Z. Neur. **120** (1929). — *Marchand:* Beschreibung dreier Mikrocephalengehirne nebst Vorstudien zur Anatomie der Mikrocephalie, Abt. 1. Halle 1889. — *Matell:* Arch. f. Psychiatr. **25** (1893). — *Meine:* Arch. f. Psychiatr. **30** (1898). — *Oekonomakis:* Arch. f. Psychiatr. **39**, H. 1 (1904). — *Ostertag:* Arch. f. Psychiatr. **75**, 89 (1925). — Einteilung und Charakter der Hirngeschwülste. Berlin: Julius Springer 1936. — *Otto:* Arch. f. Psychiatr. **23** (1892). — *Paskind* and *Stone:* Arch. of Neur. **1933**. — *Probst:* Arch. f. Psychiatr. **34**, H. 2 (1901); **38** (1904). — *Rabinowitsch:* Z. Neur. **144** (1933). — *Ranke:* Beitr. path. Anat. **47** (1910). — *Schaffer:* Z. Neur. **38** (1917). — *Schob: Bumkes* Handbuch der Geisteskrankheiten, Bd. 11. 1930. — *Scholz:* Allg. Z. Psychiatr. **104**, 89 (1936). — *Schröder:* Mschr. Psychiatr. **80** (1931). — *Vogt, H.:* Arb. hirnanat. Inst. Zürich **1905**, H. 1. — *Vogt* u. *Astwazatorow:* Arch. f. Psychiatr. **49** (1912). — *Wendorovič* u. *Sokalensky:* Anat. Anz. **78** (1934).

	Seite
Jacob, Hans. Genetisch verschiedene Gruppen entwicklungsgestörter Gehirne. Mit 9 Textabbildungen	615
Stähli, R. und **O. Briner.** Beitrag zur Krampfbehandlung der Schizophrenie	649
Sachs, Lotte. Über Beeinflussungswahn und Charakter	680
Plattner, Walther. Das Körperbauspektrum	703
Friedrich, G. Untersuchungen über den Fett- und Lipoidabbau in anämischen Nekroseherden bei einem Spätfall von amaurotischer Idiotie. Mit 6 Textabbildungen	713
Unger, Heinrich. Basedowsche Krankheit und Handschrift. Mit 5 Textabbildungen	728
Plattner, P. und **E. Frölicher.** Zur Insulinshockbehandlung der Schizophrenie. Mit 3 Textabbildungen	735
Leschmann, W. Die Psychopathologie des Cervantes. Ein Versuch ihrer Darstellung auf kulturgeschichtlicher Grundlage	767
Erb, Arthur. Zur Dynamik der Wahnideen. (Auf Grund von Beobachtungen in Fällen von „schizophrenen" Psychosen bei postencephalitischem Parkinsonismus.)	793
Lang, Theo. Kurze methodologische Bemerkung zu meinen Arbeiten über die genetische Bedingtheit der Homosexualität	804
Knigge, Fritz. Tertiär-syphilitische Veränderungen bei Neurolues	810
Autorenverzeichnis	823

Aufnahmebedingungen.

I. Sachliche Anforderungen.

1. Der Inhalt der Arbeit muß dem Gebiet der Zeitschrift angehören.

2. Die Arbeit muß wissenschaftlich wertvoll sein und Neues bringen. Bloße Bestätigungen bereits anerkannter Befunde können, wenn überhaupt, nur in kürzester Form aufgenommen werden. Dasselbe gilt von Versuchen und Beobachtungen, die ein positives Resultat nicht ergeben haben. Arbeiten rein referierenden Inhalts werden abgelehnt, vorläufige Mitteilungen nur ausnahmsweise aufgenommen. Polemiken sind zu vermeiden, kurze Richtigstellung der Tatbestände ist zulässig. Aufsätze spekulativen Inhalts sind nur dann geeignet, wenn sie durch neue Gesichtspunkte die Forschung anregen.

II. Formelle Anforderungen.

1. Das Manuskript muß leicht leserlich geschrieben sein. Die Abbildungsvorlagen sind auf besonderen Blättern einzuliefern. Diktierte Arbeiten bedürfen der stilistischen Durcharbeitung zwecks Vermeidung von weitschweifiger und unsorgfältiger Darstellung. Absätze sind nur zulässig, wenn sie neue Gedankengänge bezeichnen.

2. Die Arbeiten müssen *kurz* und in gutem Deutsch geschrieben sein. Ausführliche historische Einleitungen sind zu vermeiden. Die Fragestellung kann durch wenige Sätze klargelegt werden. Der Anschluß an frühere Behandlungen des Themas ist durch Hinweis auf die letzten Literaturzusammenstellungen (in Monographien, „Ergebnissen", Handbüchern) herzustellen.

3. Der Weg, auf dem die Resultate gewonnen wurden, muß klar erkennbar sein; jedoch hat eine ausführliche Darstellung der Methodik nur dann Wert, wenn sie wesentlich Neues enthält.

4. Jeder Arbeit ist eine kurze Zusammenstellung (höchstens 1 Seite) der wesentlichen Ergebnisse anzufügen, hingegen können besondere Inhaltsverzeichnisse für einzelne Arbeiten nicht abgedruckt werden.

5. Von jeder Versuchsart bzw. jedem Tatsachenbestand ist in der Regel nur *ein* Protokoll (Krankengeschichte, Sektionsbericht, Versuch) im Telegrammstil als Beispiel in knappster Form mitzuteilen. Das übrige Beweismaterial kann im Text oder, wenn dies nicht zu umgehen ist, in Tabellenform gebracht werden; dabei müssen aber umfangreiche tabellarische Zusammenstellungen unbedingt vermieden werden [1].

---

[1] Es wird empfohlen, durch eine Fußnote darauf hinzuweisen, in welchem Institut das gesamte Beweismaterial eingesehen oder angefordert werden kann.

Fortsetzung der Aufnahmebedingungen auf der IV. Umschlagseite.

6. Die Abbildungen sind auf das Notwendigste zu beschränken. Entscheidend für die Frage, ob Bild oder Text, ist im Zweifelsfall die Platzersparnis. Kurze, aber erschöpfende Figurenunterschrift erübrigt nochmalige Beschreibung im Text Für jede Versuchsart, jede Krankenbeschreibung, jedes Präparat ist nur *ein* gleichartiges Bild, Kurve u. ä. zulässig. Unzulässig ist die *doppelte* Darstellung in Tabelle *und Kurve*. Farbige Bilder können nur in seltenen Ausnahmefällen Aufnahme finden, auch wenn sie wichtig sind. Didaktische Gesichtspunkte bleiben hierbei außer Betracht, da die Aufsätze in den Archiven nicht von Anfängern gelesen werden.

7. Literaturangaben, die nur im Text berücksichtigte Arbeiten enthalten dürfen, erfolgen ohne Titel der Arbeit nur mit Band-, Seiten-, Jahreszahl. Titelangabe nur bei Büchern.

8. Die Beschreibung von Methodik, Protokollen und anderen weniger wichtigen Teilen ist für *Kleindruck* vorzumerken. Die Lesbarkeit des Wesentlichen wird hierdurch gehoben.

9. Das Zerlegen einer Arbeit in mehrere Mitteilungen zwecks Erweckung des Anscheins größerer Kürze ist unzulässig.

10. Doppeltitel sind aus bibliographischen Gründen unerwünscht. Das gilt insbesondere, wenn die Autoren in Ober- und Untertitel einer Arbeit nicht die gleichen sind.

11. An *Dissertationen*, soweit deren Aufnahme überhaupt zulässig erscheint, werden nach Form und Inhalt dieselben Anforderungen gestellt wie an andere Arbeiten. Danksagungen an Institutsleiter, Dozenten usw. werden nicht abgedruckt. Zulässig hingegen sind einzeilige Fußnoten mit der Mitteilung, wer die Arbeit angeregt und geleitet oder wer die Mittel dazu gegeben hat. *Festschriften, Habilitationsschriften* und *Monographien* gehören nicht in den Rahmen einer Zeitschrift.

Lehrbuch der Geisteskrankheiten

Von

Geh. Medizinalrat Professor Dr. **Oswald Bumke**

Direktor der Psychiatrischen und Nerven-Klinik in München

Vierte Auflage

Mit 128 zum Teil farbigen Abbildungen. X, 632 Seiten. 1936

RM 21.—; gebunden RM 22.80

Inhaltsübersicht:

Zur Einführung. — **Allgemeiner Teil.** Die Ursachen der Geisteskrankheiten. — Allgemeine Symptomatologie: Störungen des Wahrnehmens, des Gedächtnisses, des Denkens, des Bewußtseins, der Triebe und Gefühle, der Intelligenz, des Charakters, der Persönlichkeit, des Wollens und Handelns, der Sprache und Schrift. — Die Behandlung der Geistesstörungen. — Der Staat und die Geisteskrankheiten. — **Besonderer Teil.** Psychopathische Anlagen, Reaktionen, Einstellungen und Entwicklungen: Psychopathische Typen. — Körperbautypen und Stoffwechsel. — Psychopathische Zustände, Einstellungen und Entwicklungen. — Die pyknisch-thymopathische Konstitution und die manisch-depressiven Psychosen. — Organische (heteronome) Krankheitszustände und Krankheiten. Organisch bedingte Zustände. — Psychosen bei Allgemeinleiden, bei Erkrankungen innerer Organe und bei akuten Infektionen (Symptomatische Psychosen). Psychosen nach Vergiftungen. — Psychosen bei Gehirnerkrankungen. — Geistesstörungen infolge von Syphilis. — Die Psychosen des Rückbildungs- und Greisenalters. — Genuine Epilepsie und symptomatische epileptische Zustände. — Schizophrene Erkrankungen. — Angeborene und im frühen Kindesalter erworbene Schwachsinnszustände. — Kretinismus und Myxödem. — Erklärung der wichtigsten vorkommenden Fachausdrücke. — Sachverzeichnis.

VERLAG VON J. F. BERGMANN IN MÜNCHEN

MIX
Papier aus verantwortungsvollen Quellen
Paper from responsible sources
FSC® C105338

If you have any concerns about our products,
you can contact us on
ProductSafety@springernature.com

In case Publisher is established outside the EU,
the EU authorized representative is:
**Springer Nature Customer Service Center GmbH
Europaplatz 3, 69115 Heidelberg, Germany**

Printed by Libri Plureos GmbH
in Hamburg, Germany